Le cahier Pilates pour les nuls

Le cahier Pilates pour les Nuls

ISBN : 978-2-412-03410-1
Dépôt légal : février 2018
Imprimé en France

Correction : Valérie Gios
Mise en pages : Cipanga

Éditions First, un département d'Édi8
12, avenue d'Italie
75013 Paris – France

Tél. : 01 44 16 09 00
Fax : 01 44 16 09 01

E-mail : firstinfo@efirst.com
Internet : www.pourlesnuls.fr

Le cahier Pilates pour les nuls

Floriane Garcia
Illustrations de Marygribouille

FIRST
ÉDITIONS

Sommaire

INTRODUCTION

« Le Pilates ? Ah oui... le Pilates ! Cette gym douce à la mode pratiquée par les mamies !! » FAUX.

Remettons les choses dans l'ordre.

Premièrement, le Pilates n'est pas juste une gym « à la mode ». Elle a été créée par Joseph Pilates il y a déjà un bon moment... Né en 1880, il s'est inspiré de ses connaissances en anatomie, de sa pratique de nombreux sports (comme la boxe ou la gymnastique) et de son expérience auprès des meilleurs danseurs des compagnies américaines pour imaginer et perfectionner sa méthode, appelée de son vivant, « Contrology ». (Note : vous remarquerez d'ailleurs que les noms d'exercice sont en anglais.)

Le Pilates est souvent classé dans l'opinion populaire comme une « gym douce », parfois même dans la catégorie des gym où « l'on s'ennuie »... Jusqu'au jour où l'on franchit la porte d'un cours et que l'on prend conscience que ce n'est pas juste pour la pratique de nos chères grands-mères... Si par le mot « doux » vous entendez gym sans choc, sans impact, sans mouvement brusque, je vous confirme que le Pilates respecte le corps et sa physiologie. Mais si vous vous attendez à des exercices mous et sans intérêt musculaire, autant vous prévenir que la nature des mouvements et la concentration que demande leur réalisation rendent le Pilates bien plus intense que l'on croit.

TEST – LE PILATES EST-IL FAIT POUR MOI ?

Avant d'aller plus loin et d'en savoir plus sur le Pilates, nous allons réaliser un test pour savoir si sa pratique est vraiment faite pour vous.

1. Ambiance

A. Vous préférez pratiquer une activité physique en musique.
B. Vous préférez pratiquer une activité physique dans le calme.

2. Type d'effort

A. Votre bien-être passe par une activité physique qui vous défoule.
B. Votre bien-être passe par une activité physique qui travaille votre posture et vous procure un ressenti de légèreté.

3. Sensations

A. Vous aimez avoir des courbatures à la suite de votre activité physique.
B. Vous préférez une mise en forme et une tonification en douceur.

4. Concentration

A. Vous aimez ne pas avoir à réfléchir lorsque vous pratiquez une activité physique.

B. Vous aimez comprendre vos mouvements et les réaliser en pleine conscience.

5. Ambiance

A. Vous aimez pratiquer dans une grande salle, avec du monde ou en équipe, car l'émulation est essentielle pour vous motiver.

B. Vous préférez une activité en petit groupe intimiste ou pratiquer seul.

6. Type d'effort

A. Vous recherchez une activité cardiaque au cours de laquelle vous allez transpirer.

B. Vous ne cherchez pas une activité cardiaque.

7. Objectifs

A. Vous voulez cibler une partie du corps : abdominaux, fessiers...

B. Vous êtes à la recherche d'une activité qui travaille de manière globale sur l'ensemble du corps.

8. Motivation

A. Il vous est nécessaire d'avoir un coach dynamique qui peut parfois vous encourager de manière très « militaire » comme dans les activités de type « boot camp ».

B. Il vous est nécessaire d'avoir un coach qui vous donne des consignes calmes, posées et individualisées.

9. Objectifs

A. Vous êtes à la recherche d'un effort qui vous fera perdre du poids.

B. Vous êtes à la recherche d'un effort qui vous permettra d'être plus tonique et en meilleure forme.

10. Type d'effort

A. Vous recherchez une activité physique basée sur le nombre de répétitions et la durée de l'effort.

B. Vous recherchez une activité physique où l'on ne se concentre pas sur la quantité de mouvements mais sur la qualité de leur réalisation.

11. Ambiance

A. Vous préférez une activité physique praticable en extérieur.

B. Vous préférez une activité physique praticable en salle, en toute saison.

Résultats

Vous avez un maximum de A

Vous avez besoin d'une activité qui vous défoule après une journée de travail, dans une ambiance endiablée, où vous transpirez, « souffrez » sur des rythmes de musique dynamique. L'émulation d'un grand groupe vous « surmotive » ! Le Pilates n'est pas une activité physique vraiment adaptée à ce que vous recherchez, mais peut-être devriez-vous essayer sa pratique en complément dans la semaine ? Le travail de la posture vous permettra de prévenir toute blessure ou douleur due à un mauvais positionnement et la respiration utilisée dans les séances vous apportera bien-être et sensation de légèreté.

Vous avez un maximum de B

Bingo ! Le Pilates est exactement l'activité dont vous avez besoin ! Seul ou en petit groupe, les séances vous apporteront le travail global et en pleine conscience que vous recherchez afin de vous apporter tonicité, souplesse et bien-être à chaque séance.

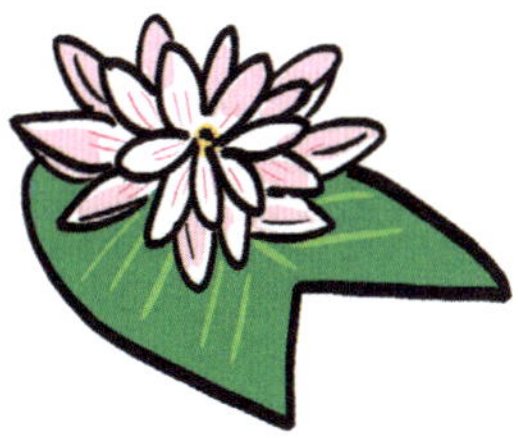

UN PEU D'HISTOIRE

Joseph Hubertus Pilates est né en Allemagne en 1880. Enfant fragile (souffrant d'asthme, de rhumatisme articulaire et de rachitisme), il s'intéresse très tôt à l'anatomie pour retrouver la santé. Précurseur à l'époque, il étudie des disciplines comme le yoga ou les arts martiaux et les intègre à sa pratique de la gymnastique, de la plongée et de la boxe. En 1912, il s'installe en Angleterre, il est alors boxeur professionnel et artiste de cirque. Lorsque la Première Guerre mondiale éclate, il est fait prisonnier et, malgré des conditions de détention difficiles, il met au point, dans le camp d'internement, les fondements de sa méthode.

Tel un professeur de gymnastique ou un kinésithérapeute, il enseigne des exercices de renforcement et d'assouplissement à ses compagnons de captivité. Son ingéniosité l'amène à développer durant cette période un concept d'autorésistance, à l'aide d'élastiques, de ressorts et de poulies sur le lit des personnes à « rééduquer ». Il crée alors l'ancêtre du Reformer. Ceux qui ont suivi son programme survivront à l'épidémie de grippe meurtrière décimant des populations entières en 1918.

Libéré après un bref retour en Allemagne, il s'expatrie aux États-Unis en 1923. Lors de son voyage en bateau, il rencontre sa future femme : Clara. En 1926, ils ouvrent leur premier studio à New York dans lequel ils enseignent la méthode de conditionnement physique appelée « Contrology ».

Les danseurs des plus grandes compagnies deviennent adeptes de cette méthode révolutionnaire : travail de la respiration, du maintien, récupération après une blessure, renforcement sans perte de souplesse, autant de qualités nécessaires à leur pratique.

Joseph Pilates met alors en place un enchaînement de mouvements visant à maîtriser ses gestes et sa posture. La méthode se développe grâce aux élèves devenus à leur tour instructeurs. Lorsque Joseph meurt en 1967, la Contrology devient le « Pilates ». Des danseurs aux stars hollywoodiennes, puis au milieu du fitness, le Pilates se démocratise aux États-Unis. En France, la méthode arrive à la fin des années 1990, intéressant coachs sportifs et kinésithérapeutes.

Classiquement, la méthode se pratiquait à l'aide d'un enchaînement d'exercices selon un ordre invariable. La méthode contemporaine divise les exercices selon des niveaux (débutant, intermédiaire, avancé), l'ordre des exercices variant de cours en cours avec des progressions de mouvements afin que le Pilates soit accessible à un large public.

QUE GAGNE-T-ON À PRATIQUER LE PILATES ?

Sans être une pratique méditative, le Pilates est une gym où l'on recherche l'harmonie entre le corps et l'esprit.

Dans ses livres *Your Health* (« Votre santé », 1934) et *Return to life through Contrology* (« Retour à la vie grâce à la Contrology », 1945), Joseph Pilates présente ses convictions sur la santé. Bien plus qu'une méthode de gymnastique, c'est une leçon de vie qu'il expose, une conduite à tenir pour être en bonne santé et atteindre le bonheur. Il donne des conseils sur l'alimentation, le sommeil, les premiers pas des enfants ou encore l'allaitement. Il recommande de porter des vêtements légers pour laisser le corps respirer et d'exposer régulièrement sa peau à l'air frais tonifiant et aux rayons du soleil revitalisants. Il crée également des lits et chaises pour optimiser le repos. Persuadé que le style de vie moderne est à l'origine d'une santé fragile, Joseph Pilates va lutter contre la mauvaise respiration et la position avachie, due notamment au temps passé en position assise.

L'objectif de la pratique du Pilates est donc de maintenir le corps dans un alignement idéal et de retrouver une respiration juste et efficace. Grâce à des exercices de mobilisation des muscles et articulations, la personne retrouve équilibre et coordination, endurance et souplesse, force mentale et physique. L'esprit est utilisé pour contrôler les muscles du corps afin qu'ils travaillent efficacement ensemble.

De nouvelles activités sont créées dans les zones du cerveau, stimulant son fonctionnement. Joseph Pilates parle également de nettoyage interne grâce à l'activation de la circulation sanguine. Ainsi, sa méthode a pour finalité l'équilibre et le contrôle parfait du corps et de l'esprit pour un bien-être général.

Plus concrètement, la pratique du Pilates va corriger les mauvaises postures et développer le corps uniformément, de manière équilibrée. Il restaure la vitalité physique et élève l'esprit. Cet entraînement correctif et fonctionnel vise à prévenir les blessures et les maladies.

Si cette méthode est connue pour sa capacité à tonifier le ventre, vous serez également vite surpris de l'effet des exercices sur votre posture, sur votre grâce naturelle et votre habileté à vous mouvoir de manière précise et contrôlée, et donc des répercussions sur votre santé et votre bien-être.

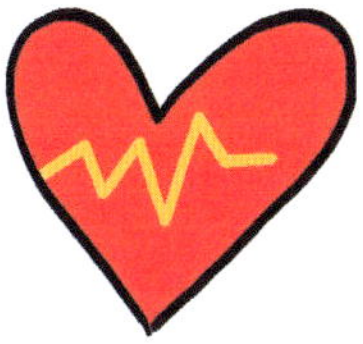

QUELS SONT MES OBJECTIFS ?

Vous retrouverez dans ce livre des chapitres selon vos motivations à pratiquer le Pilates : est-ce parce que vous souffrez du dos et que vous souhaitez modifier votre posture quotidienne pour remédier à cette douleur ? (Reportez-vous à la partie 6)

Est-ce que vous souhaitez renforcer des zones particulières de votre corps : avoir le ventre plus plat, un périnée efficace, des fesses plus musclées, des bras plus toniques ? (Reportez-vous aux parties 3, 4 et 5)

Est-ce que vous souhaitez des exercices pour vous assouplir lorsque vous vous sentez raide ou vous redonner de l'énergie lorsque vous vous sentez fatigué ? (Reportez-vous à la partie 7)

Ce livre vous proposera des programmes adaptés selon vos envies ainsi que des exercices efficaces à pratiquer si vous n'avez pas beaucoup de temps à consacrer à une activité physique (ou parce que vous êtes dans un léger état de fainéantise un soir de semaine...). (Reportez-vous à la partie 2)

LES PRINCIPES PILATES

Avant d'attaquer la partie sympa de la pratique, nous allons devoir aborder ensemble les principes Pilates, garants de l'efficacité de cette méthode ! Principes que vous devrez absolument respecter pendant les exercices proposés.

La respiration

« La respiration est la première action de la vie, et la dernière. »

Joseph Pilates

La maîtrise d'une respiration juste et efficace est essentielle dans la pratique du Pilates : elle rythme les exercices, lie le corps et l'esprit et offre à la fois énergie et détente.

Le centrage

Il est appelé *core* (le noyau) ou *power house* (centrale électrique) par les anglophones.

Joseph Pilates considérait le centre du corps comme la centrale d'énergie. Situé entre les côtes basses et le bassin, il comprend le plancher pelvien en bas, le transverse en avant et les muscles du dos en arrière. Les exercices Pilates visent à renforcer ces muscles profonds par leur contrôle et leur contraction : on parle d'engagement du centre. Présent dans tous les mouvements, il est l'essence même de la méthode.

La concentration

« Concentrez-vous sur la justesse des mouvements à chaque fois que vous pratiquez, sous peine de perdre tous les bienfaits vitaux qu'ils peuvent apporter. »

Joseph Pilates

De la connexion entre le corps et l'esprit découle un geste parfait. C'est le *mind and body.*

Soyez attentif à chaque mouvement lors de vos exercices, à votre placement, à votre respiration pour en tirer le maximum de bénéfices. Une telle concentration lors des séances vous conduit à faire le vide autour de vous, créant une sensation de bien-être immédiate et de légèreté. Et hop, comme par magie, on oublie les problèmes du quotidien ! La concentration entraîne...

Le contrôle

« Soyez certain d'avoir votre corps entier sous contrôle mental complet. »

Joseph Pilates

L'esprit dirige chaque partie du corps et permet la maîtrise du mouvement, ce qui plaira au « maniaque du contrôle » qui est en vous. Le Pilates recherche coordination, équilibre et isolation. L'isolation est la capacité à garder une partie du corps immobile pendant que d'autres bougent (par exemple, garder le buste stable grâce à l'engagement du centre alors que les jambes ou les bras travaillent). Le contrôle entraîne...

La précision

C'est l'exécution précise des exercices selon les consignes de Joseph Pilates. Position de départ, trajectoire lors du mouvement, alignement : rien n'est laissé au hasard, pour un maximum d'efficacité ! Commencer la pratique avec un instructeur permet d'être corrigé et ainsi de respecter ces principes fondamentaux.

La fluidité

« 10 séances pour sentir la différence, 20 séances pour voir la différence et 30 séances pour un corps tout neuf. »

Joseph Pilates

Longtemps observateur des animaux, Joseph Pilates cherchait à améliorer la maîtrise du corps pour que celui-ci bouge avec grâce et félinité. Pratiqués notamment par les danseurs, les mouvements de Pilates doivent être enchaînés de manière continue et avec élégance. La fréquence et la régularité de votre pratique vous guideront vers la maîtrise du mouvement et les bienfaits de la méthode. Lorsque l'on vous observe réaliser vos exercices, tout doit sembler facile. Et maintenant « Souriez ! ».

LES BASES DE LA POSTURE EN PILATES

Ce sont 5 référentiels que vous devrez avoir en tête lors de vos exercices. Une fois que l'on a compris la logique, il est facile de s'en souvenir, et même d'appliquer ces exercices dans votre quotidien pour améliorer votre posture de tous les jours !

1. Je place mon bassin

La position du bassin influence celle des lombaires. En Pilates, nous parlons de la position neutre ; nous sommes à la recherche d'un alignement idéal permettant de respecter les courbures naturelles de la colonne : vous devez chercher à conserver un « petit creux » au niveau des lombaires : c'est-à-dire ni être trop cambré, ni avoir le dos rond.

Pour ressentir la bonne position, placez-vous debout pieds écartés à la largeur du bassin, mains sur les hanches et imaginez une assiette d'eau au niveau du bassin entre les deux mains. Si vous faites une antéversion (basculement du bassin vers l'avant où l'assiette imaginaire déverse l'eau vers l'avant), le bas du dos se creuse. Au contraire, si vous faites une rétroversion (basculement du bassin vers l'arrière où l'assiette imaginaire déverse l'eau vers l'arrière), le bas du dos s'arrondit. La position physiologique se trouve entre les deux : le bas du dos doit présenter un petit creux naturel, sans tension.

Vous pouvez effectuer le même exercice allongé sur le dos, jambes fléchies, en alternant antéversion du bassin (le dos se décolle du sol), rétroversion du bassin (le bas du dos écrase le sol). La position naturelle laisse un petit creux lombaire. Vous devez pouvoir glisser vos doigts de chaque côté du bas du dos mais pas vos mains.

2. Je place ma nuque et ma tête

La colonne doit être étirée au maximum (du coccyx au sommet du crâne) en conservant les courbures naturelles (lordose lombaire, cyphose thoracique et lordose cervicale). Imaginez une ficelle qui vous tire par les cheveux, plaçant votre regard à l'horizontale, et maintenez votre menton dégagé de la poitrine (espace d'un point entre le menton et le sternum).

Lorsque vous êtes couché sur le dos et que vous devez lever la tête, continuez à étirer la nuque. Lorsque vous êtes sur le ventre, tête décollée, ne cassez pas la courbure, maintenez l'étirement comme si vous repoussiez quelque chose avec le sommet du crâne.

3. Je place mes épaules

Elles doivent être basses et légèrement en arrière. Les omoplates, placées vers le bas du dos, fixent la position de manière stable pendant les mouvements de bras ou de dos. On dit qu'elles sont en direction des poches arrière du pantalon.

Placez vos mains sur vos épaules, coude vers le bas. Dessinez des cercles avec vos coudes et ressentez le mouvement dans vos omoplates que vous essayez de placer en arrière et en bas.

4. J'engage mon centre

Il comprend le plancher pelvien et le transverse.

- Le plancher pelvien est le fond du caisson de l'abdomen qui comprend nos viscères. C'est un ensemble de muscles, appelé également périnée et situé au niveau du bassin. Il est responsable de la continence, mais aussi pour les dames d'un meilleur ressenti du plaisir sexuel. Pour engager sa contraction, commencez par imaginer que vous retenez un gaz (en serrant l'anus), puis que vous retenez une envie d'uriner (en serrant au niveau du vagin pour les femmes).

- Le transverse est le muscle profond des abdominaux, il est souvent comparé à une gaine naturelle. Par sa contraction, il permet de rentrer le ventre et d'éviter les faiblesses du ventre ou du périnée en dirigeant les pressions abdominales. Pour engager sa contraction, rentrez le ventre (imaginez que vous devez rentrer dans un pantalon trop petit à la taille). Placez-vous sur le dos, jambes fléchies. Une main sous le nombril : vous êtes au niveau du transverse. Sur le souffle, essayez de rentrer le ventre. Inspirez : relâchez. Expirez : contractez maintenant le transverse de bas en haut, en rentrant le bas du ventre, puis en remontant la contraction comme si vous remontiez une fermeture Éclair.

5. Je respire

La respiration en Pilates est thoracique : lors de l'inspiration, la cage thoracique gonfle et s'ouvre en avant, en arrière et sur les côtés. Inspirez par le nez et expirez bouche ouverte. Elle doit être lente et fluide. Debout ou allongé, placez vos mains sur vos côtes et sentez-les s'écarter lorsque l'air rentre dans vos poumons. La cage thoracique se dégonfle quand vous expirez.

Pour résumer

En Pilates :

- Placez le bassin dans une position neutre (petit creux lombaire respecté).
- Étirez la colonne du sommet du crâne au coccyx en respectant les courbures naturelles.
- Placez les épaules basses et en arrière.
- Respirez en laissant la cage thoracique se gonfler.
- Engagez le plancher pelvien, puis le transverse en rentrant le ventre de bas en haut avant chaque exercice.

Partie 1

Le Pilates pour ceux qui débutent dans le sport

Objectif de ces exercices : découvrir à mon rythme une nouvelle activité, prendre conscience de mon corps, me familiariser avec les principes et les positions de référence du Pilates et y prendre goût ! Ce programme est donc pour vous si vous débutez dans le sport mais aussi si vous débutez le Pilates. Le Pilates se pratique sur le rythme de la respiration, de manière fluide, en privilégiant la qualité du mouvement. Prenez le temps d'exercer les mouvements proposés dans ce chapitre d'initiation pour vous familiariser avec les principes, les référentiels et les positions du Pilates avant d'aborder les exercices.

La stabilité du bassin est un point essentiel dans la pratique du Pilates. Durant tous les exercices, il sera indispensable de vérifier le maintien de la position neutre grâce à un engagement fort et profond de la sangle abdominale et du périnée. Si vous sentez que votre bassin a basculé ou que votre ventre ressort, revenez à une position de repos, relâchez-vous, puis retentez l'exercice. Il est préférable d'effectuer moins de répétitions mais avec une qualité irréprochable.

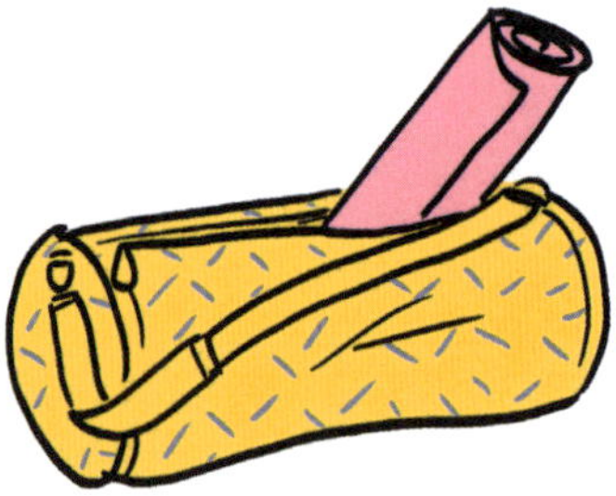

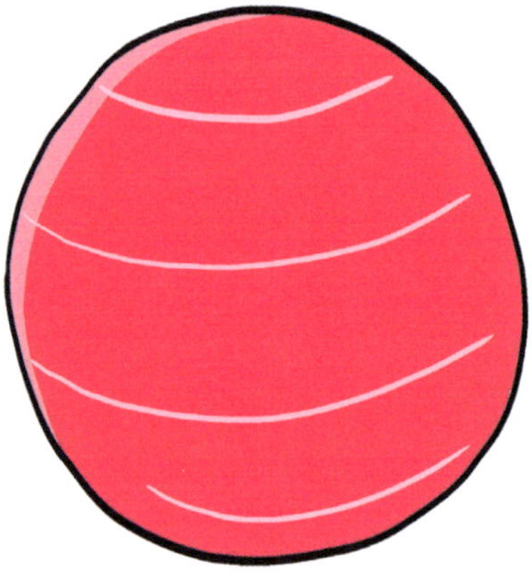

JE TRAVAILLE MA POSTURE ET MES BRAS

Exercice 1

Position : debout, pieds écartés à la largeur du bassin, bras le long du corps, épaules basses et en arrière.

- Expirez : levez les bras en gardant le bassin neutre et les omoplates engagées.
- Inspirez : redescendez les bras.
- Répétez 10 à 15 fois.

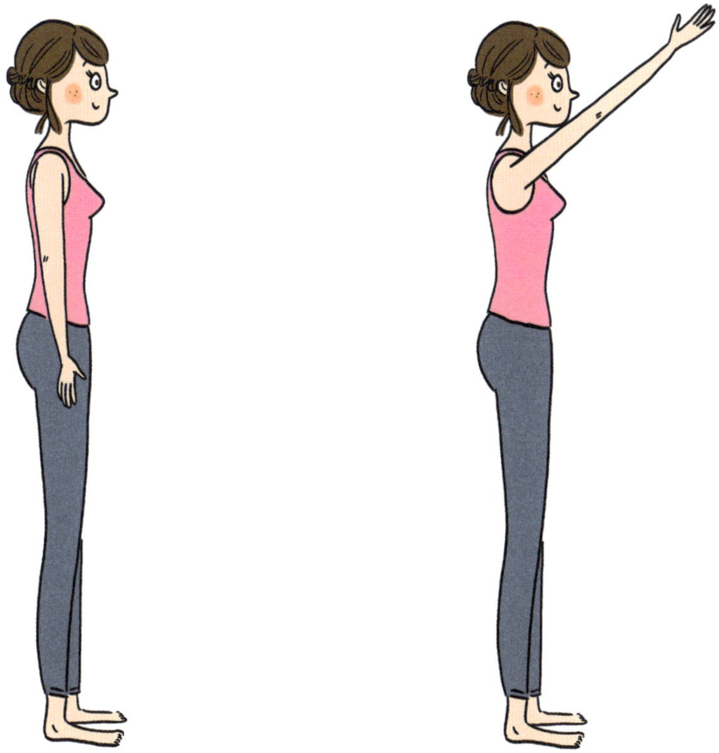

Points d'attention : au cours de cet exercice, ne cherchez pas l'amplitude du mouvement (en amenant les bras trop haut), mais essayez de maintenir vos épaules et omoplates bien placées et fixes durant tout le mouvement des bras.

Exercice 2

Position : allongé sur le dos, bras à la verticale.

- Expirez : emmenez les bras vers l'arrière.
- Inspirez : revenez à la verticale.
- Cherchez toujours la stabilité des omoplates et du bassin.
- Répétez 10 à 15 fois

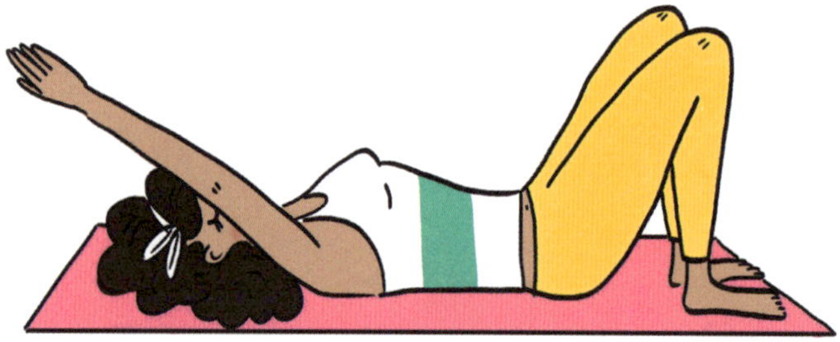

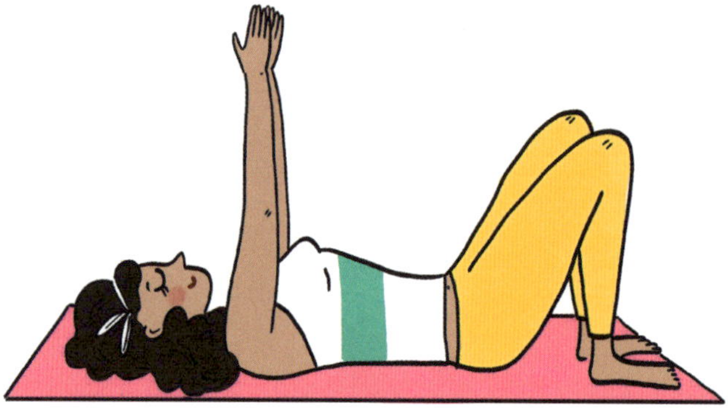

JE TRAVAILLE MES ABDOS

Exercice 1

Position : placez-vous sur le dos, jambes fléchies, bras le long du corps, colonne étirée et épaules basses.

- Expirez : engagez votre plancher pelvien puis votre transverse de bas en haut et décollez un pied.
- Inspirez : reposez ce pied.
- Expirez : recommencez de l'autre côté.
- Inspirez : reposez ce pied.
- Répétez 6 à 8 fois avec chaque jambe.

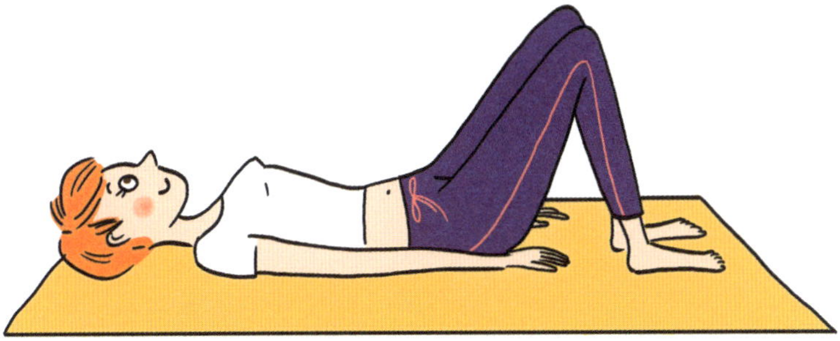

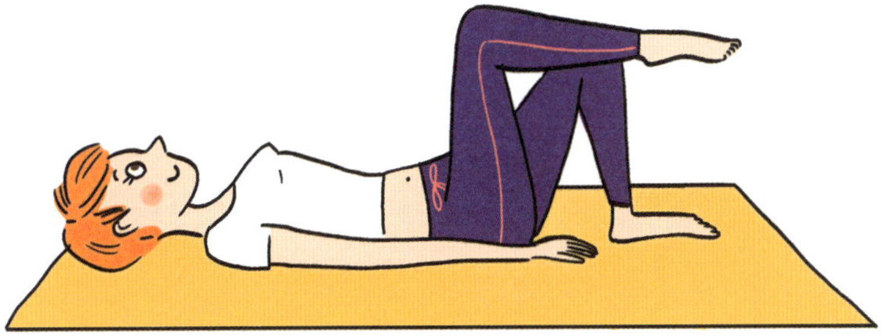

Exercice 2

Position : même position de départ.

- Expirez : engagez votre plancher pelvien puis votre transverse de bas en haut et décollez un pied.
- Inspirez : maintenez la position.
- Expirez : décollez l'autre pied (on appelle cela la position de chaise renversée).
- Inspirez : maintenez la position.
- Répétez 6 à 8 fois en changeant de pied de départ à chaque répétition.

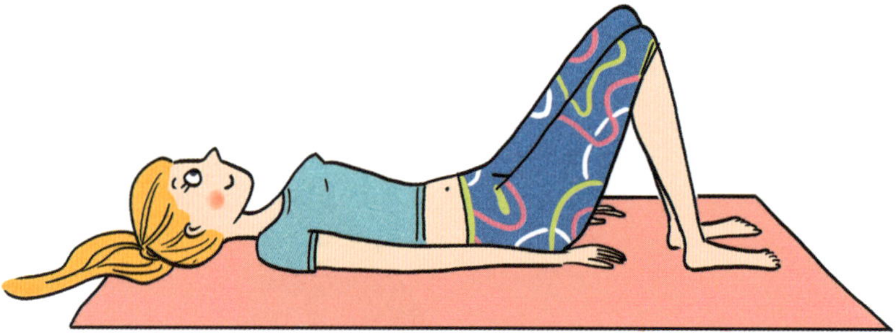

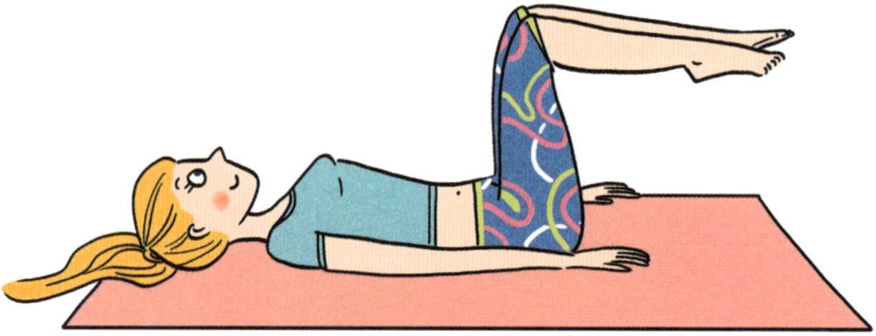

Points d'attention : durant ces 2 exercices, vous pouvez placer une main sur votre ventre pour vérifier que le transverse reste engagé durant tout le mouvement, c'est-à-dire que votre ventre ne ressort pas en avant quand vos jambes se lèvent. Votre bassin doit rester stable et immobile.

Exercice 3

Position : allongé sur le dos, bras le long du corps et jambes tendues à la verticale.

- Expirez : engagez votre plancher pelvien puis votre transverse de bas en haut et laissez vos jambes tendues descendre lentement vers le sol.
- Inspirez : remontez vos jambes à la verticale.
- Répétez 10 à 15 fois.

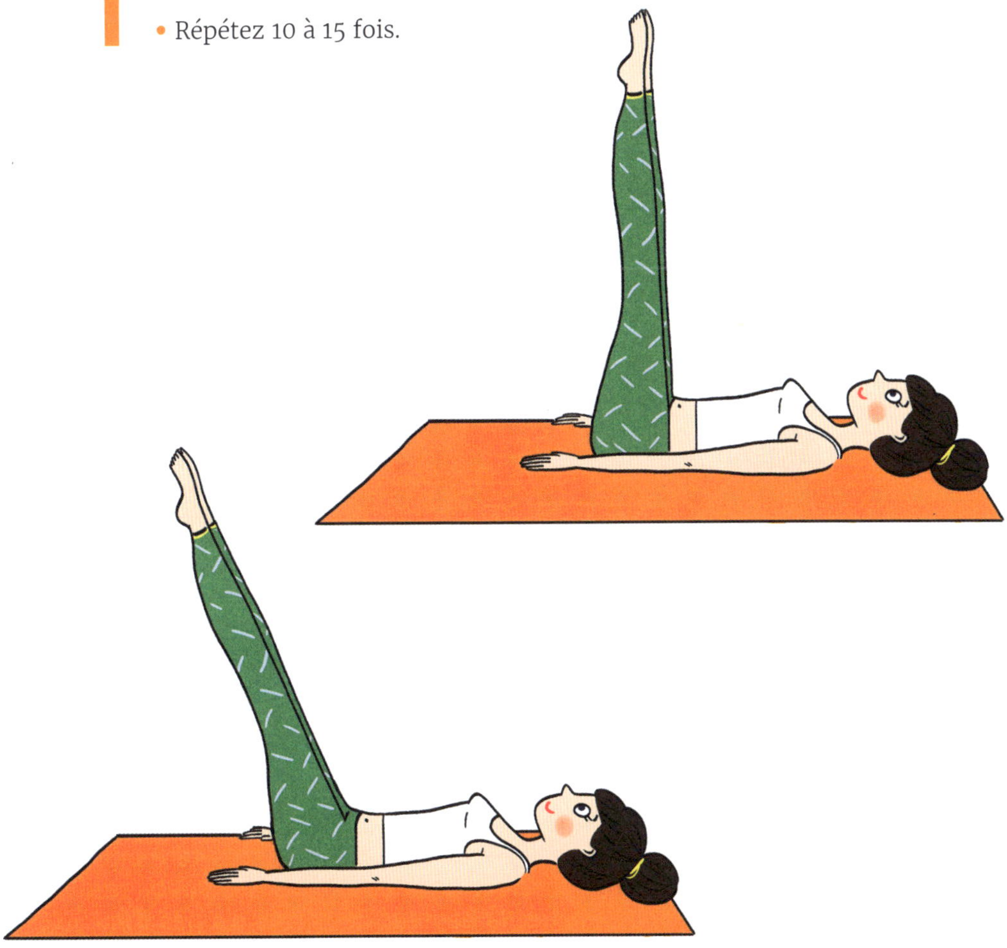

Points d'attention : essayez de ressentir le moment où votre engagement de la sangle abdominale cède : c'est-à-dire que votre bassin bascule et votre dos se creuse. Vous êtes alors allé trop loin. Au cours des exercices de Pilates, il faut sentir votre limite pour maintenir le neutre du bassin et ne pas aller trop loin dans les positions afin de protéger le dos.

Exercice 4

Position : placez-vous sur le dos, jambes fléchies, bras le long du corps.

- Expirez : engagez votre plancher pelvien puis votre transverse de bas en haut et décollez la tête et les bras du sol.
- L'appui reste toujours sur la pointe des omoplates et sur le haut des fesses, mais vos lombaires n'écrasent pas le sol : le petit creux est respecté.
- Répétez 10 à 15 fois.

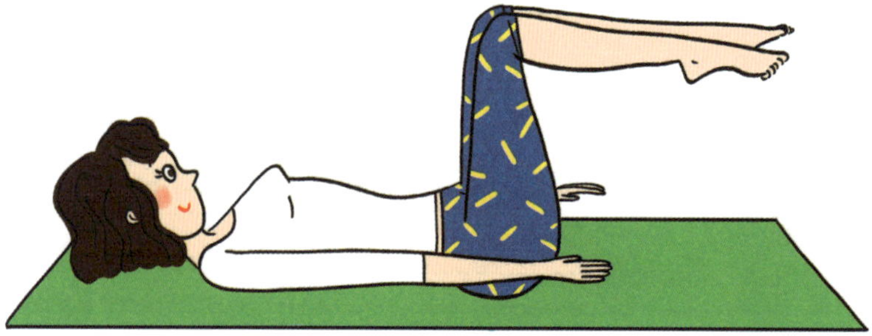

Points d'attention : le respect de la courbure lombaire lorsque la tête est décollée dans les exercices ; bien souvent pour lever la tête plus haut, le dos s'arrondit et l'appui se retrouve au niveau des lombaires qui s'écrasent sur le sol. En Pilates, la hauteur de la tête n'a pas d'importance, il faut privilégier l'étirement de la nuque et le respect de la colonne.

JE TRAVAILLE MES JAMBES ET MES FESSIERS

Exercice 1

Position : placez-vous à 4 pattes, colonne étirée et épaules basses.

- Expirez : engagez votre plancher pelvien puis votre transverse de bas en haut et décollez une jambe.
- Inspirez : reposez cette jambe.
- Expirez : recommencez de l'autre côté.
- Inspirez : reposez cette jambe.
- Répétez 6 à 8 fois avec chaque jambe.

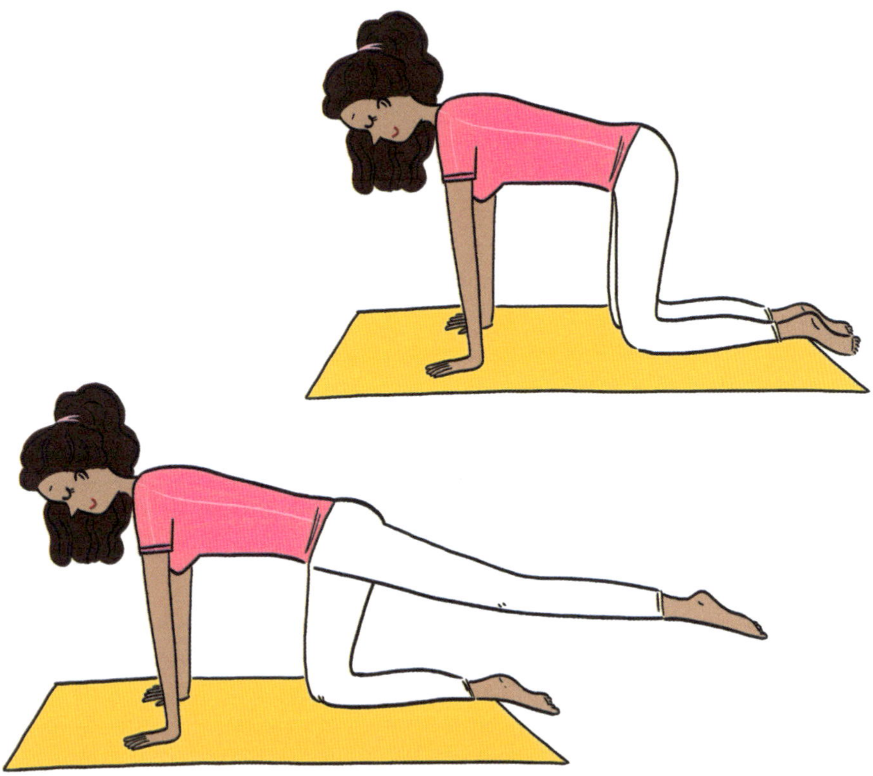

Points d'attention : durant cet exercice, le bassin ne doit pas chuter lors du lever de jambe, il doit rester bien stable et à plat.

Exercice 2

Position : placez-vous sur le ventre, mains sous le front.

- Expirez : engagez votre plancher pelvien puis votre transverse de bas en haut et décollez une jambe.
- Inspirez : reposez cette jambe.
- Expirez : recommencez de l'autre côté.
- Inspirez : reposez cette jambe.
- Répétez 6 à 8 fois avec chaque jambe.

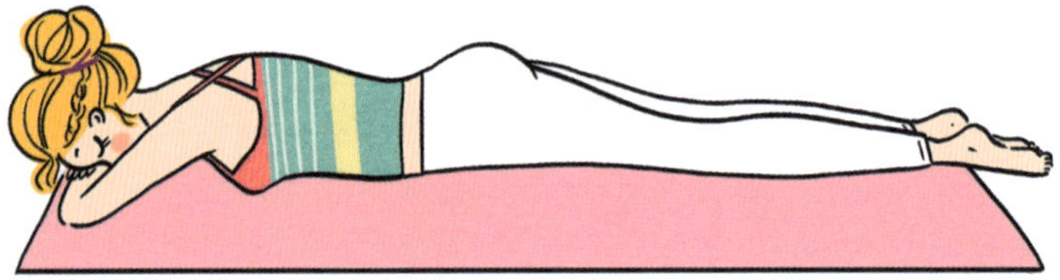

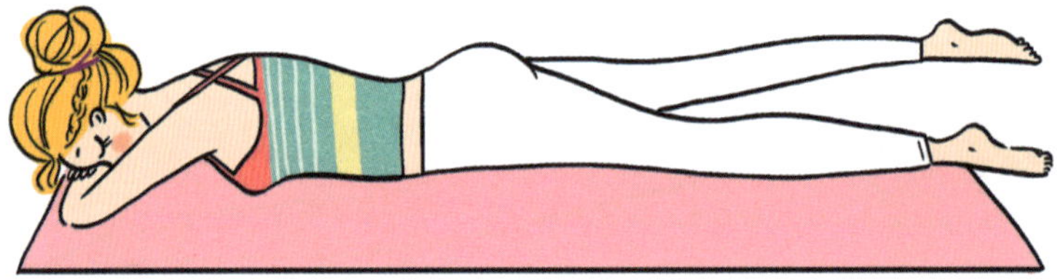

Points d'attention : au cours des exercices sur le ventre, l'appui se situe au niveau du pubis et des côtes mais pas sur le ventre, qui est rentré et aspiré vers la colonne (imaginez que de l'air doit passer sous votre ventre). Si cet engagement du transverse est maintenu, le bassin reste stable.

Partie 2

Le Pilates pour ceux qui n'ont pas le temps

Vous êtes super-actif (trop), vous avez des enfants (et ils vous prennent beaucoooooouup de temps) ou vous avez quelques soucis de motivation (parfois de la flemme il faut se l'avouer) ? Ce chapitre est fait pour vous ! Voici des exercices à faire lorsque vous êtes en train de lire, de regarder un film ou de traîner au lit... Même si la concentration n'est pas à son maximum sur le mouvement de Pilates, ces exercices vous permettront de rentabiliser du temps « perdu » et de vous encourager à aller voir les chapitres suivants pour encore plus d'efficacité !

The swan dive (éducatif)

Objectifs : renforcer le dos, travailler la posture.

Position : allongé sur le ventre, front au sol et bras en chandelier.

- Expirez : en gardant les mains au sol, décollez tête et haut du buste.
- Inspirez : revenez en position initiale.
- Répétez 10 à 15 fois.

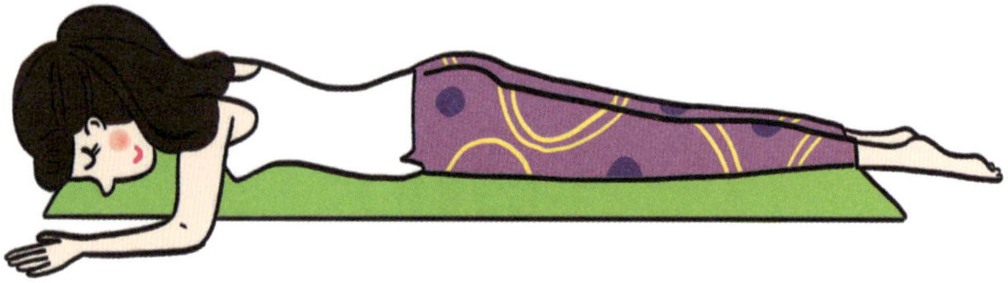

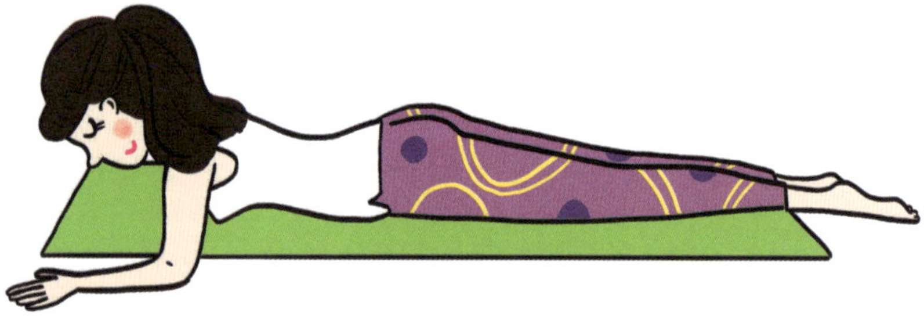

Points d'attention : la colonne cervicale est étirée, dans l'alignement. Les fessiers sont relâchés.

The single leg stretch (assis sur une chaise)

Objectif : renforcer le dos et les cuisses.

Position : assis sur une chaise. Réalisable au travail, dans les transports en commun, ou toute autre situation dans laquelle vous serez assis. Pieds à plat au sol, bras le long du corps et colonne étirée.

- Expirez : décollez un pied, puis tendez la jambe.
- Inspirez : reposez ce pied.
- Changez de jambe à chaque respiration.
- 5 répétitions de chaque côté.
- Répétez 6 à 8 fois avec chaque jambe.

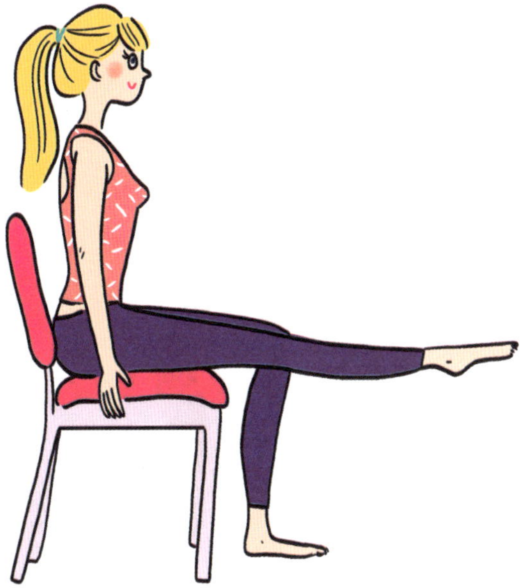

Points d'attention : la colonne est étirée et solide et le bassin est stable par un engagement du centre. Pensez à d'abord décoller le pied du sol puis à tendre votre jambe. Mettez de l'énergie jusqu'au bout des orteils.

The hundred (assis sur une chaise)

Objectif : renforcer le dos et les bras.

Position : assis sur une chaise. Réalisable au travail, dans les transports en commun, ou toute autre situation dans laquelle vous serez assis. Pieds à plat au sol, bras le long du corps et colonne étirée.

- Expirez : placez vos bras parallèles au sol.
- Réalisez entre 15 et 100 battements verticaux (selon votre forme et la situation) en respirant calmement et en gardant une posture étirée et stable.

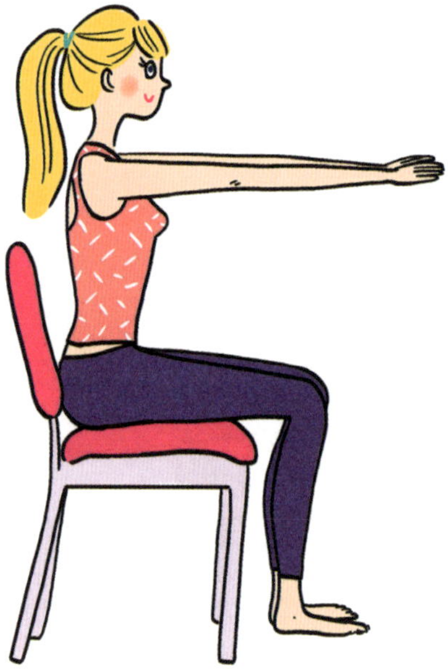

Points d'attention : les épaules restent basses et la colonne étirée. Mettez de l'énergie jusqu'au bout des doigts et stabilisez votre buste grâce à l'engagement de votre centre.

The side kick

Objectifs : renforcer le côté des fessiers et de la jambe. Améliorer le contrôle du mouvement par le gainage.

Position : allongé sur le côté, tête posée sur le bras du sol. Corps aligné. La main du dessus vient se poser devant, à plat sur le sol, pour aider l'équilibre.

- Expirez : décollez légèrement la jambe du dessus.
- Inspirez : reposez la jambe.
- Répétez, puis changez de côté.
- Répétez 6 à 8 fois de chaque côté.

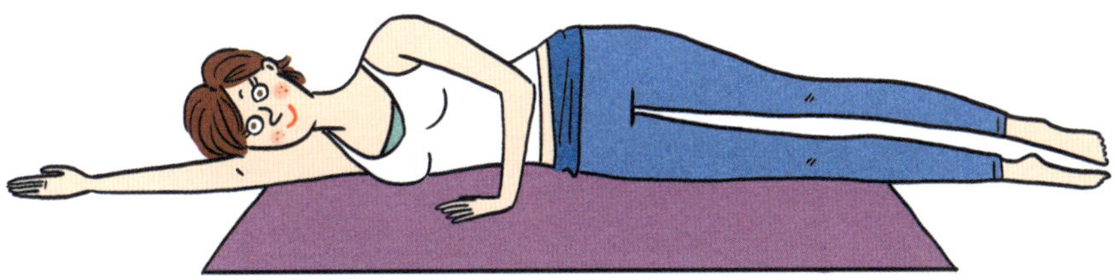

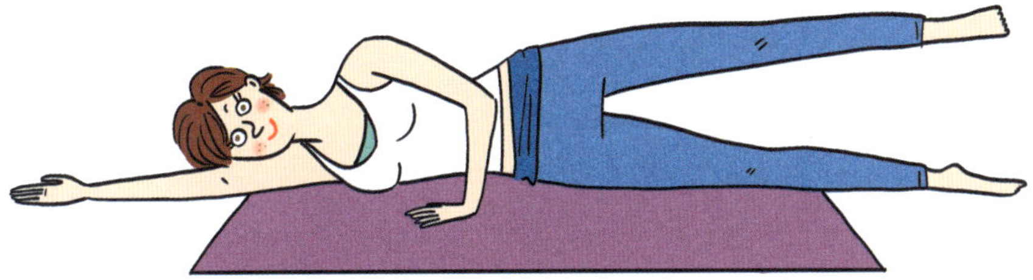

Points d'attention : ne cherchez pas la hauteur de la jambe mais la stabilité du bassin et le maintien de l'alignement du corps grâce à l'engagement du centre.

Adaptation : mettez un coussin sous la tête si vous ne pouvez placer votre bras.

Partie 3

Le Pilates pour ceux qui veulent de super abdos

Vous en avez marre de votre ventre mou et qui ressort en avant ? Voilà une série d'exercices qui vous permettra de ressentir le travail profond des abdominaux, ceux qui permettent d'avoir un ventre plat. Ce sont ces abdominaux-là qui permettent également une bonne posture au quotidien pour protéger votre dos et pour une meilleure respiration.

Pensez à bien respecter la « posture Pilates » décrite en pages 14-15 et prendre le temps de réaliser les mouvements pour un maximum d'efficacité.

The hundred (jambes tendues)

Position : placez-vous en chaise renversée, bras le long du corps.

- Expirez : tendez vos jambes à la diagonale puis décollez bras, tête et haut du buste en respectant l'étirement de la colonne.
- Inspirez : maintenez la position.
- Puis en respirant calmement, effectuez des battements de bras. Commencez par 20 battements et revenez en position initiale. Augmentez progressivement le nombre de répétitions pour arriver à 100 (d'où le nom de l'exercice qui signifie la « centaine »).

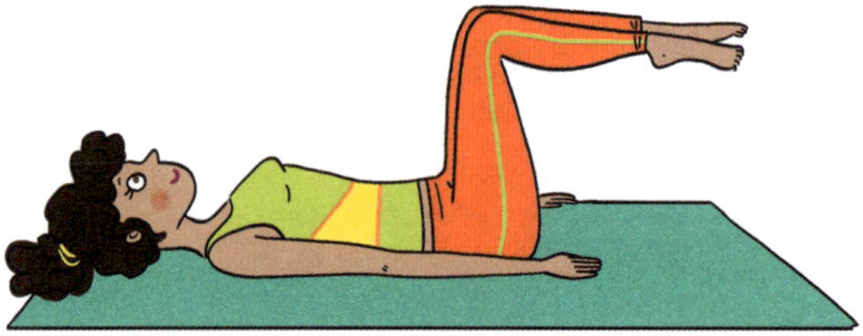

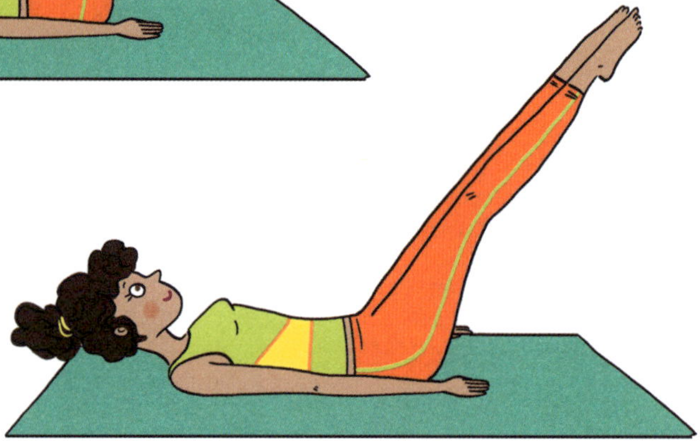

Points d'attention : nuque étirée, ventre rentré et petit creux lombaire respecté.

Adaptation : si vous ressentez une douleur au niveau cervical, faites les battements, mais gardez la tête au sol. Si vous n'arrivez pas à contrôler votre dos qui se cambre, remontez vos pieds vers le plafond.

The single leg stretch (tête posée au sol)

Position : allongé sur le dos, en chaise renversée.

- Expirez : tendez la jambe gauche à la diagonale.
- Inspirez : revenez en chaise renversée.
- Expirez : tendez la jambe droite à la diagonale.
- Inspirez : revenez en chaise renversée.
- Changez de jambe à chaque respiration.
- Répétez 6 à 8 fois avec chaque jambe.

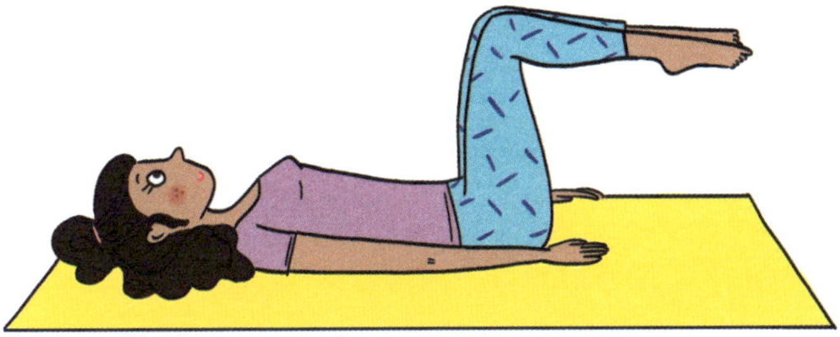

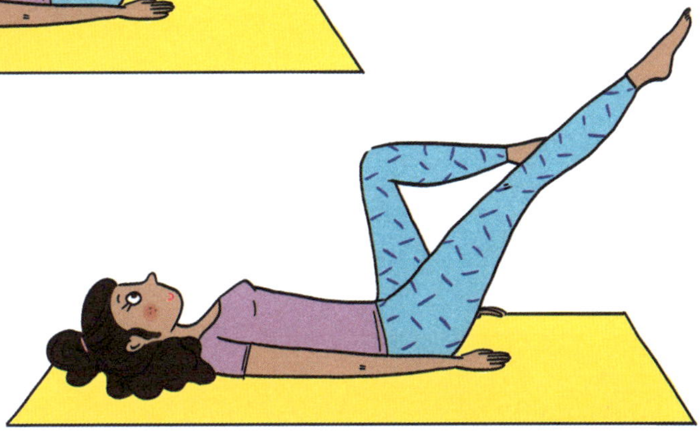

Points d'attention : comme vous tendez la jambe, si vos abdominaux ne sont pas assez contractés, le bassin bascule et votre dos risque de trop se creuser. Gardez le bassin stable. Si cela vous semble trop difficile, tendez davantage les jambes vers le plafond et moins vers le sol.

The scissors (jambes fléchies)

Position : allongé sur le dos, en position de chaise renversée.

- Expirez : descendez un pied vers le sol en gardant le genou à angle droit ; l'autre jambe reste en chaise renversée.
- Inspirez : échangez la position des jambes.
- Alternez à chaque inspiration et expiration.
- Répétez 6 à 8 fois avec chaque jambe.

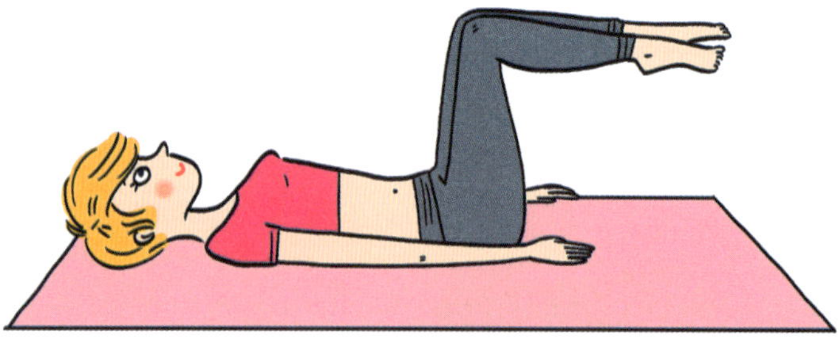

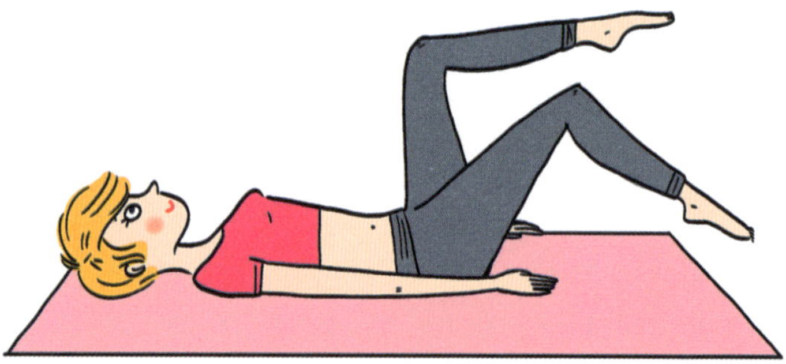

Points d'attention : le mouvement ne doit pas entraîner la cambrure du dos. Respectez le petit creux lombaire, pas plus, et la stabilité du bassin grâce à l'engagement du centre. Le mouvement part de la hanche, l'angle du genou reste immobile durant tout le mouvement.

Astuce : placez une balle sous votre genou pour vous aider à maintenir l'angle droit durant le mouvement.

The roll up (jambes fléchies)

Objectifs : mobiliser et assouplir la colonne vertébrale ; tonifier les abdominaux.

Position : assis, jambes fléchies, bras allongés. Le bassin est en position neutre et la colonne est étirée.

- Expirez : basculez le bassin et déroulez la colonne au sol vertèbre après vertèbre.
- Inspirez : restez en position allongée et amenez les bras au-dessus de la tête.
- Expirez : amenez les bras en avant et redressez-vous en enroulant la colonne vertèbre après vertèbre.
- Inspirez : retrouvez la position initiale, colonne étirée et bassin neutre.
- Répétez 8 à 10 fois.

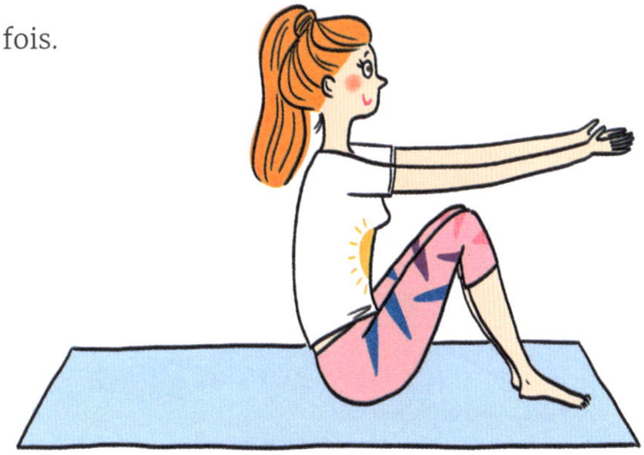

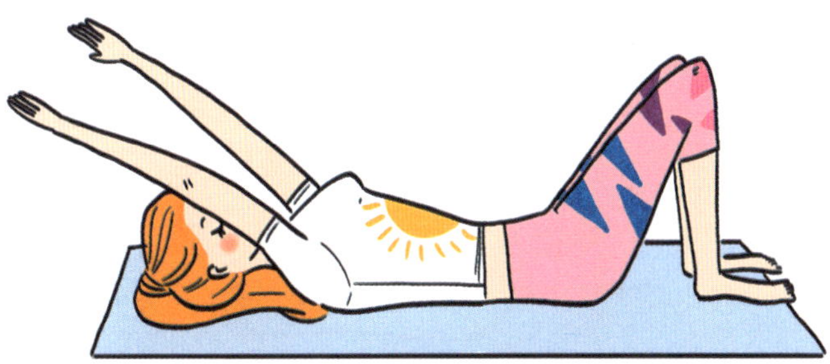

Points d'attention : prenez le temps de retrouver le neutre de la colonne en position couchée et en position assise. Le menton ne colle pas au buste. La courbure de la colonne doit être uniforme.

Attention : ne faites pas cet exercice si vous avez des douleurs dans le dos ou si vous devez donner un à-coup pour réaliser le mouvement.

The scissors (jambes tendues)

Position : allongé sur le dos, les jambes tendues à la verticale, tête et haut du buste relevés.

Les mains sont posées de chaque côté des cuisses.

- Expirez : descendez une jambe tendue vers le sol, l'autre jambe reste tendue à la verticale, les mains placées de chaque côté du mollet.
- Inspirez : échangez la position des jambes.
- Alternez à chaque inspiration et expiration. Les jambes se croisent à la diagonale.
- Répétez 8 à 10 fois avec chaque jambe.

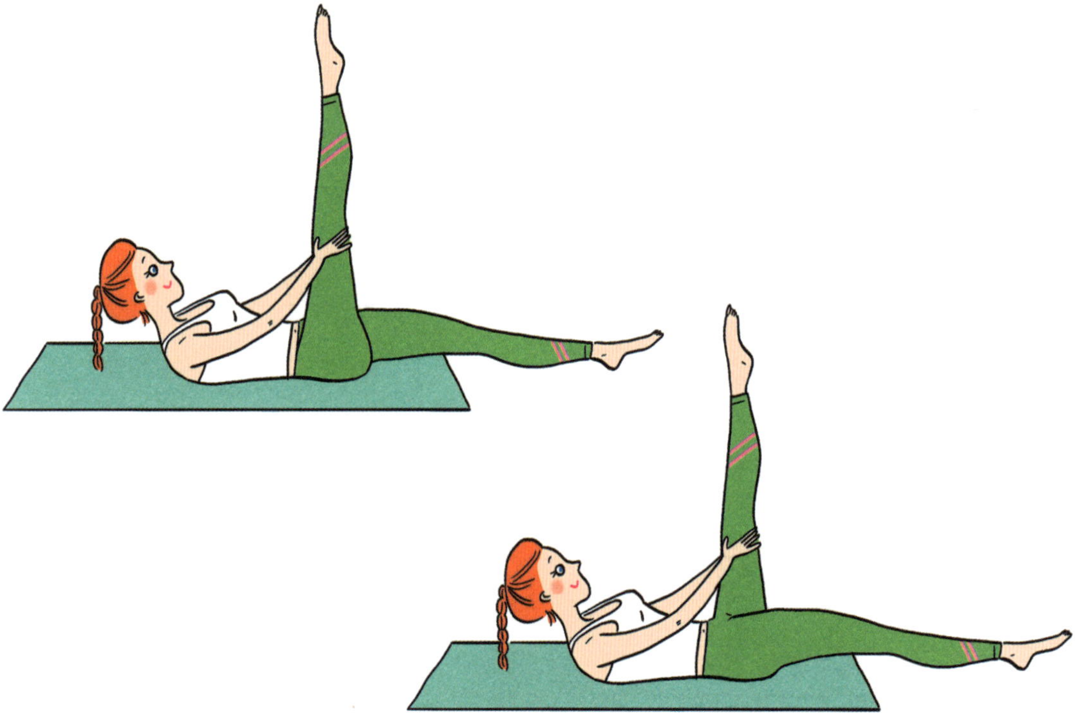

Points d'attention : le mouvement part de la hanche, genoux bien tendus. La tête est alignée, le petit creux lombaire respecté.

Adaptation : si vous avez des douleurs cervicales, gardez la tête au sol.

Exemple de programme sur 4 semaines

Les jours sont donnés à titre d'exemple, vous pouvez choisir d'organiser votre semaine différemment selon vos jours préférés !

Semaine 1 – 1 exercice par jour pendant 5 jours

	Programme	Nombre de répétitions que j'ai réussi à faire	Remarques
Lundi	The single leg stretch tête posée au sol		
Mardi	The scissors jambes fléchies		
Mercredi	The roll up jambes fléchies		
Jeudi	The hundred jambes tendues		
Vendredi	The scissors jambes tendues		
Samedi	Repos		
Dimanche	Repos		

Semaine 2 – 2 exercices, 3 jours par semaine

	Programme	Nombre de répétitions que j'ai réussi à faire	Remarques
Lundi	The hundred jambes tendues The single leg stretch tête posée au sol		
Mardi	Repos		
Mercredi	The hundred jambes tendues The scissors jambes fléchies		
Jeudi	Repos		
Vendredi	The roll up jambes fléchies The scissors jambes tendues		
Samedi	Repos		
Dimanche	Repos		

Semaine 3 – 3 exercices, 3 jours par semaine

	Programme	Nombre de répétitions que j'ai réussi à faire	Remarques
Lundi	The single leg stretch tête posée au sol The hundred jambes tendues The scissors jambes fléchies		
Mardi	Repos		
Mercredi	The roll up jambes fléchies The scissors jambes fléchies The hundred jambes tendues		
Jeudi	Repos		
Vendredi	The scissors jambes tendues The roll up jambes fléchies The single leg stretch tête posée au sol		
Samedi	Repos		
Dimanche	Repos		

Semaine 4 – 5 exercices, 3 jours par semaine

	Programme	Nombre de répétitions que j'ai réussi à faire
Lundi	The single leg stretch - tête posée au sol The hundred - jambes tendues The scissors - jambes fléchies The roll up - jambes fléchies The scissors - jambes tendues	
Mardi	Repos	
Mercredi	The single leg stretch - tête posée au sol The hundred - jambes tendues The scissors - jambes fléchies The roll up - jambes fléchies The scissors - jambes tendues	
Jeudi	Repos	
Vendredi	The single leg stretch - tête posée au sol The hundred - jambes tendues The scissors - jambes fléchies The roll up - jambes fléchies The scissors - jambes tendues	
Samedi	Repos	
Dimanche	Repos	

Fatigue après la séance (de 1 à 5)	Présence de douleur ? À quel endroit ?	Remarques

Partie 4

Le Pilates pour ceux qui veulent des fesses musclées

Vous souhaitez en finir avec votre fessier ramollo ? Pas de secret, il faut le renforcer ! Vous trouverez dans ce chapitre une série d'exercices pour muscler vos fessiers sous tous les angles.

The shoulder bridge (avec lever de jambes)

Objectifs : renforcer les fessiers, l'arrière des jambes et le dos. Mobiliser et assouplir la colonne vertébrale.

Position : allongé sur le dos, jambes au sol fléchies.

- Expirez : basculez puis décollez votre bassin en enroulant la colonne, vertèbre après vertèbre.
- Inspirez : décollez un pied pour amener la jambe à la verticale.
- Expirez : reposez le pied au sol.
- Alternez les jambes à chaque respiration.
- Expirez : déroulez la colonne au sol, vertèbre après vertèbre, jusqu'à poser le bassin au sol.
- Inspirez : retrouvez la position neutre avec le petit creux lombaire.
- Répétez 10 à 15 fois.

Points d'attention : les épaules restent basses. Le mouvement doit être lent, les vertèbres enroulées et déroulées une par une sur le sol comme un collier de perles, perle par perle. Le bassin doit rester stable et bien plat lors du lever de jambes.

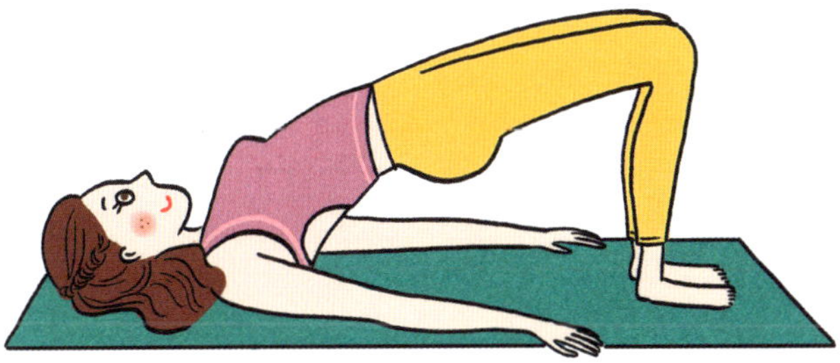

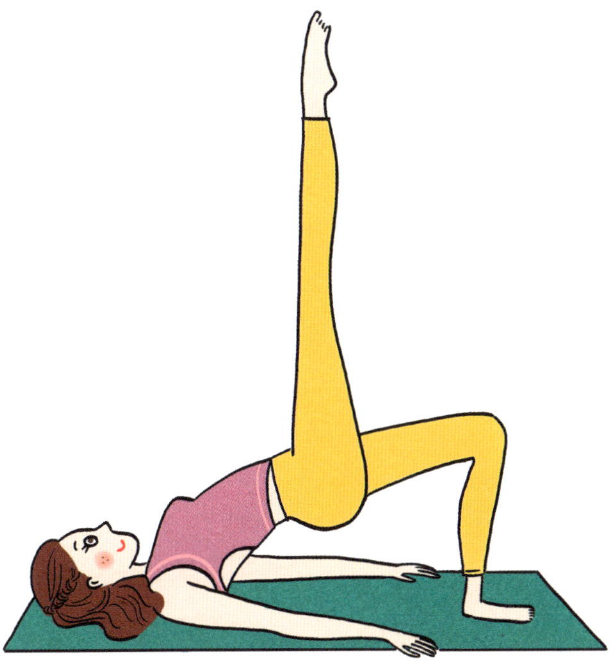

The leg pull (back)

Objectifs : travailler le gainage. Renforcer les fessiers, les abdominaux, le dos, les bras et les jambes.

Position : assis, mains au sol en arrière des fessiers, jambes tendues et serrées.

- Expirez : décollez le bassin pour aligner épaule, bassin, chevilles.
- Inspirez : décollez une jambe tendue en gardant le bassin stable.
- Expirez : descendez la jambe.
- Alternez les jambes à chaque respiration.
- Répétez 5 fois avec chaque jambe.

Points d'attention : fixez les omoplates avant de réaliser le mouvement. La tête doit être tenue et dégagée des épaules, regard à l'oblique.

Adaptation : placez-vous sur les poings si vos poignets sont sensibles.

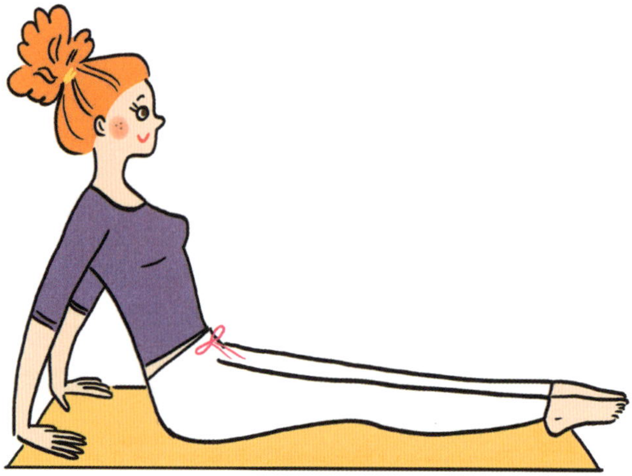

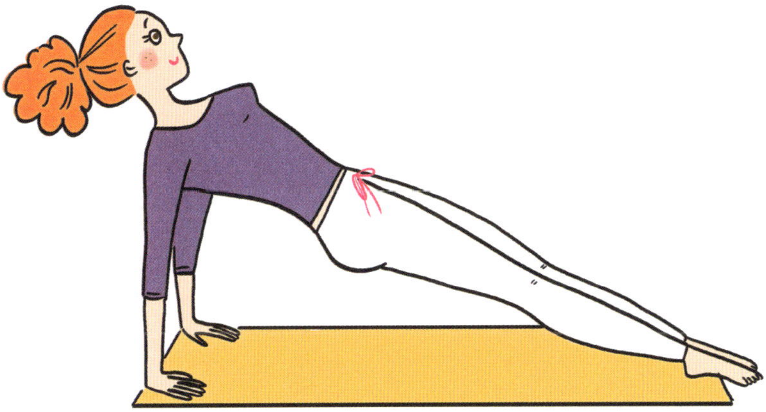

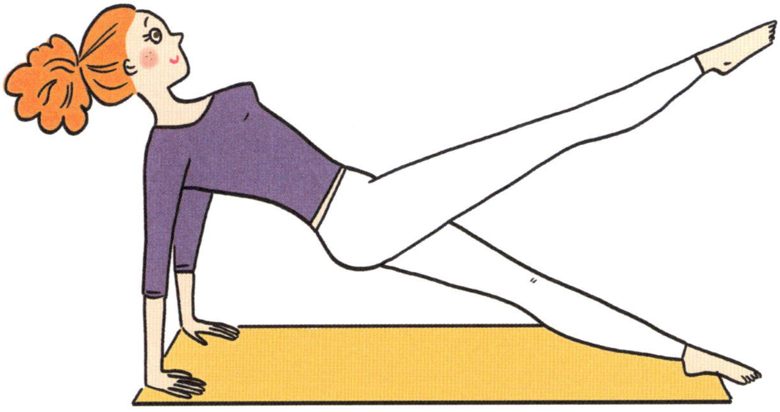

The side kick (avec balancement de jambes)

Objectifs : renforcer le côté des fessiers et de la jambe. Améliorer le contrôle du mouvement par le gainage.

Position : allongé sur le côté, tête posée sur le bras au sol. Corps aligné. La main du dessus vient se poser devant, à plat sur le sol, pour aider l'équilibre.

- Expirez : décollez légèrement la jambe du dessus.
- Inspirez : emmenez-la vers l'avant, pied flex.
- Expirez : emmenez-la vers l'arrière, pied pointé.
- Puis changez la position de côté pour travailler l'autre jambe.
- Répétez 5 fois de chaque côté.

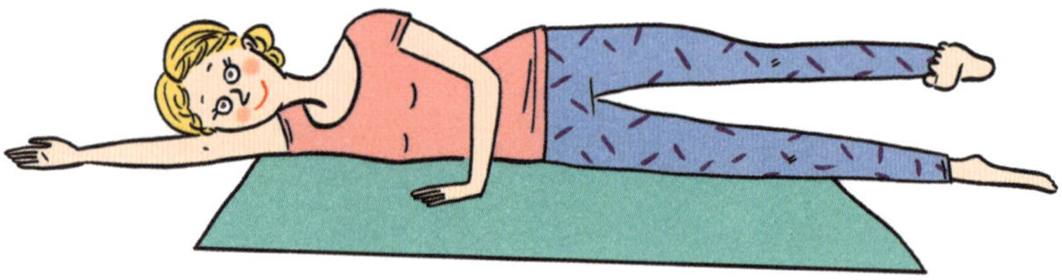

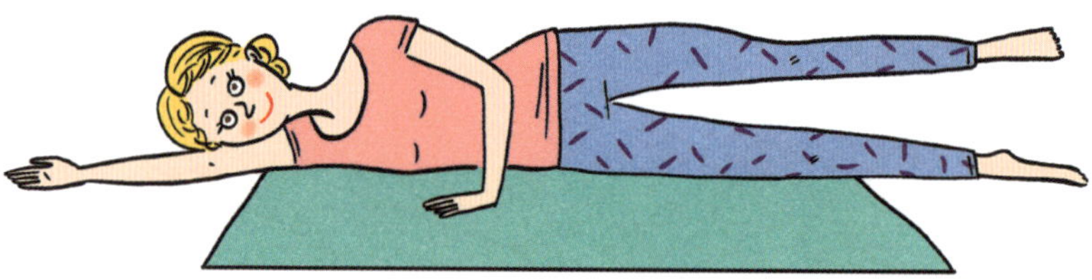

Points d'attention : ne cherchez pas la hauteur de la jambe mais la stabilité du bassin et le maintien de l'alignement du corps grâce à l'engagement du centre.

Adaptation : mettez un coussin sous la tête si vous ne pouvez pas placer votre bras.

The single leg kick

Objectif : renforcer les fessiers et l'arrière des jambes.

Position : allongé sur le ventre, en position de sphinx : haut du corps relevé, coudes sous les épaules, avant-bras et mains posés à plat au sol.

- Expirez : décollez une jambe, puis fléchissez le genou, pied pointé.
- Inspirez : reposez la jambe au sol.
- Changez de jambe à chaque respiration.
- Répétez 6 à 8 fois avec chaque jambe.

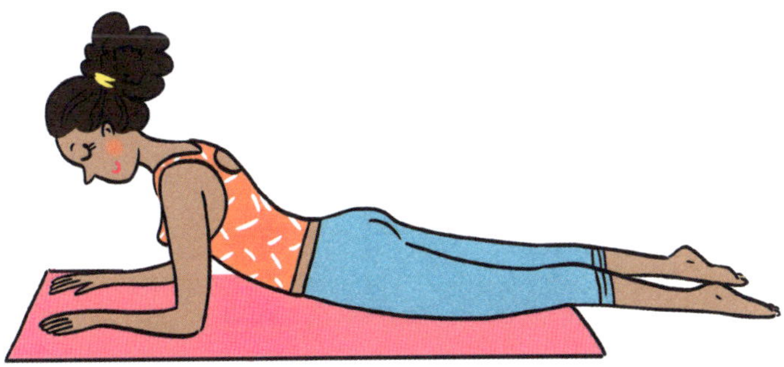

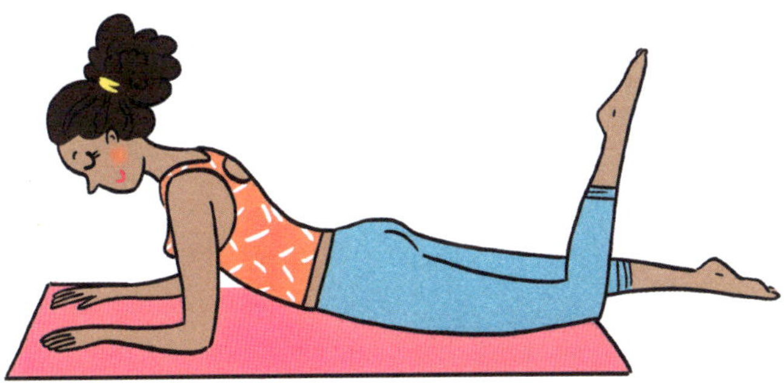

Points d'attention : ne poussez pas votre ventre contre le sol, rentrez-le en imaginant qu'un filet d'air doit passer sous votre nombril. La colonne cervicale est étirée, dans l'alignement. Les épaules et le bassin restent stables pendant tout le mouvement. Pensez à décoller le genou du sol avant de le fléchir.

Swimming (à 4 pattes)

Objectifs : renforcer le dos, les fessiers et l'arrière des jambes. Travailler la coordination sur une posture gainée.

Position : placez-vous à 4 pattes.

- Expirez : levez simultanément bras et jambe opposés.
- Inspirez : redescendez bras et jambe.
- Changez de côté à chaque respiration.
- Répétez 6 à 8 fois avec chaque jambe.

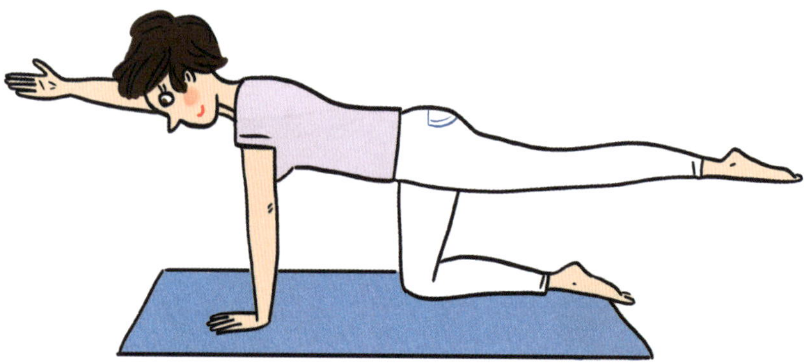

Points d'attention : la colonne vertébrale reste alignée. Ne cherchez pas la hauteur de la jambe. Avant tout mouvement, rentrez le ventre et maintenez la contraction.

The side kick kneeling

Position : en appui sur un genou (placé en dessous de la hanche) et le bras du même côté (placé sous l'épaule). L'autre jambe est tendue sur le côté, pied pointé au sol. L'autre main est posée sur la tête, coude ouvert.

- Expirez : décollez la jambe tendue, le bassin reste stable.
- Inspirez : redescendez la jambe au sol.
- Répétez 6 à 8 fois avec chaque jambe.

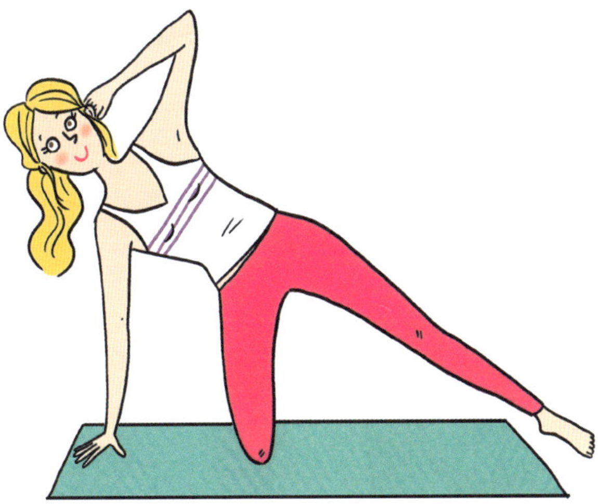

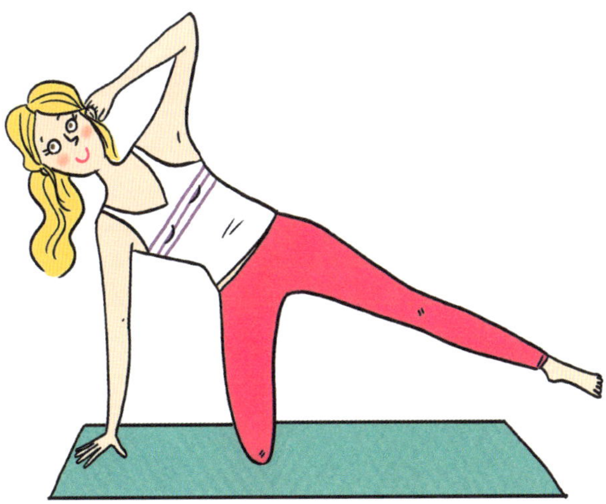

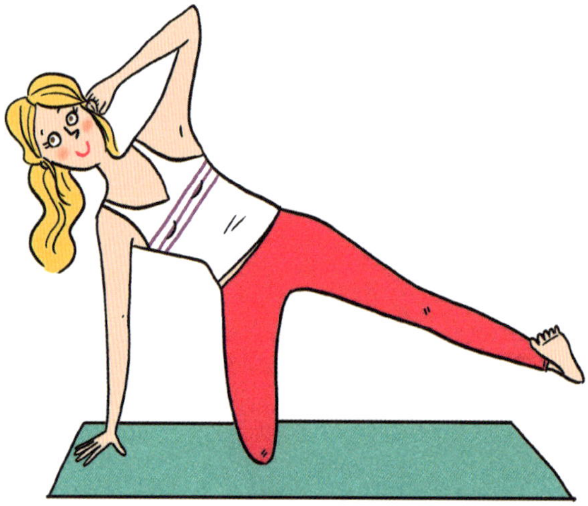

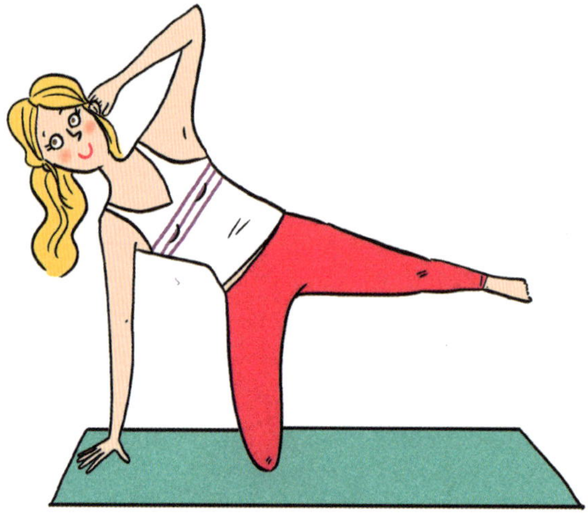

Exemple de programme sur 4 semaines

Les jours sont donnés à titre d'exemple, vous pouvez choisir d'organiser votre semaine différemment selon vos jours préférés !

Semaine 1 – 1 exercice par jour pendant 5 jours

	Programme	Nombre de répétitions que j'ai réussi à faire	Remarques
Lundi	The shoulder bridge avec lever de jambes		
Mardi	The single leg kick		
Mercredi	The side kick avec balancement de jambes		
Jeudi	Swimming à 4 pattes		
Vendredi	The leg pull (back)		
Samedi	Repos		
Dimanche	Repos		

Semaine 2 - 2 exercices, 3 jours par semaine

	Programme	Nombre de répétitions que j'ai réussi à faire	Remarques
Lundi	The shoulder bridge avec lever de jambes The side kick avec balancement de jambes		
Mardi	Repos		
Mercredi	The single leg kick The leg pull (back)		
Jeudi	Repos		
Vendredi	Swimming à 4 pattes The side kick kneeling		
Samedi	Repos		
Dimanche	Repos		

Semaine 3 – 3 exercices, 3 jours par semaine

	Programme	Nombre de répétitions que j'ai réussi à faire	Remarques
Lundi	The leg pull (back) The side kick kneeling The single leg kick		
Mardi	Repos		
Mercredi	Swimming à 4 pattes The side kick avec balancement de jambes The shoulder bridge avec lever de jambes		
Jeudi	Repos		
Vendredi	The single leg kick The side kick avec balancement de jambes The leg pull (back)		
Samedi	Repos		
Dimanche	Repos		

Semaine 4 – 5 exercices, 3 jours par semaine

	Programme	Nombre de répétitions que j'ai réussi à faire
Lundi	The shoulder bridge avec lever de jambes The single leg kick The side kick avec balancement de jambes Swimming à 4 pattes The leg pull (back)	
Mardi	Repos	
Mercredi	The shoulder bridge avec lever de jambes The single leg kick The side kick avec balancement de jambes Swimming à 4 pattes The leg pull (back)	
Jeudi	Repos	
Vendredi	The shoulder bridge avec lever de jambes The single leg kick The side kick avec balancement de jambes Swimming à 4 pattes The leg pull (back)	
Samedi	Repos	
Dimanche	Repos	

Fatigue après la séance (de 1 à 5)	Présence de douleur ? À quel endroit ?	Remarques

Partie 5

Le Pilates pour ceux qui veulent des bras toniques

Vous ne souhaitez pas avoir des biceps ultra-dessinés mais vous aimeriez bien ne plus porter les bras « chauve-souris » ? Cette série est pour vous ! Les exercices de Pilates sont complets, vous observerez donc que les mouvements proposés dans ce chapitre permettent de tonifier vos bras mais également d'améliorer votre gainage. Allez au boulot !

The leg pull front

Objectifs : travailler le gainage. Renforcer les abdominaux, le dos, les bras et les jambes.

Position : en position de planche, jambes et bras tendus. Mains placées sous les épaules.

- Expirez : décollez une jambe du sol pied pointé.
- Inspirez : reposez la jambe.
- Changez de jambe à chaque respiration.
- Répétez 10 à 15 fois.

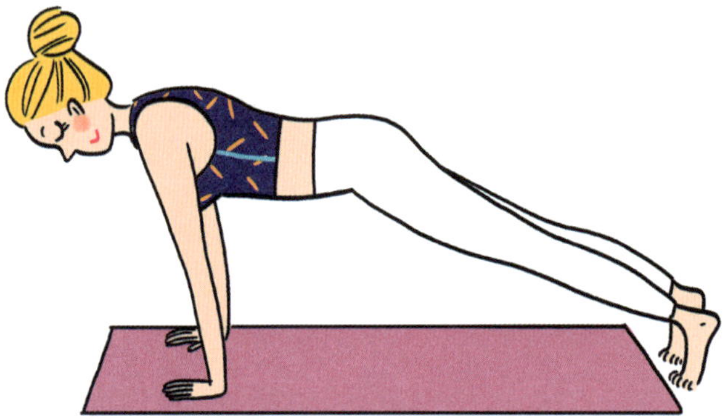

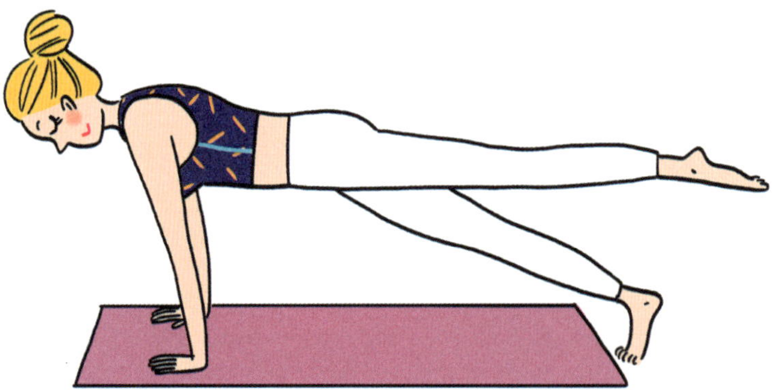

Points d'attention : en position de planche, la colonne est alignée. Le bassin ne doit pas s'effondrer. Le poids des viscères est maintenu grâce à la contraction des abdominaux.

Adaptation : si le lever de jambes est trop difficile, restez en planche statique pendant 5 respirations. Placez-vous sur les avant-bras, coudes fléchis, si vous ressentez une douleur dans les poignets.

Swimming

Position : allongé sur le ventre. Bras tendus au-dessus de la tête. Front posé au sol.

- Expirez : décollez la tête et le haut du buste, puis levez simultanément bras et jambe opposés.
- Inspirez : changez de bras et de jambes levés.
- Alternez bras et jambes de côtés opposés.
- Répétez 6 à 8 fois de chaque côté.

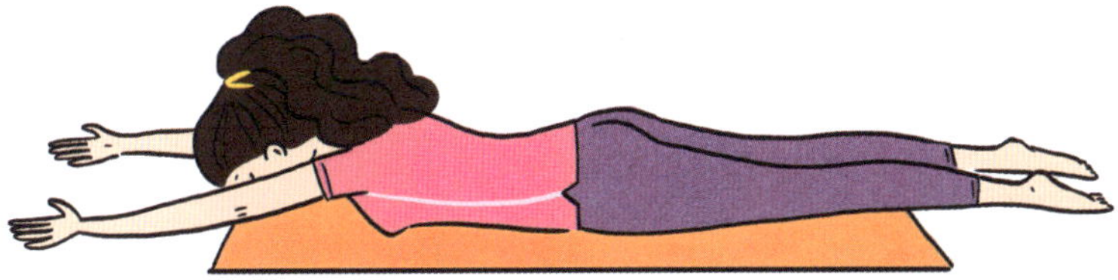

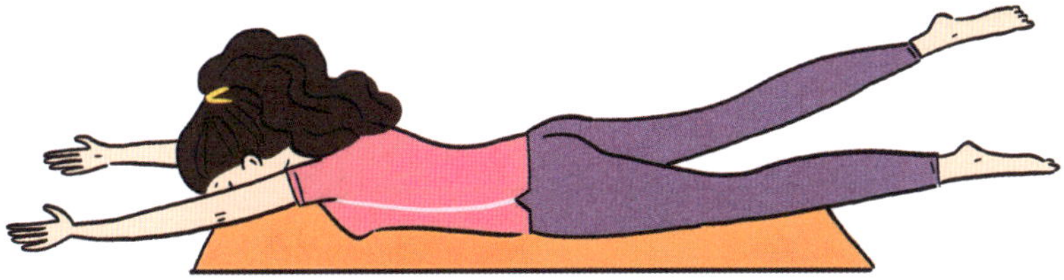

Points d'attention : la colonne cervicale reste alignée. Ne cherchez pas la hauteur de la jambe et du bras en poussant le ventre contre le sol. Avant tout mouvement, rentrez le ventre et maintenez la contraction. Imaginez qu'un filet d'air doit passer sous votre nombril.

The side bend

Objectif : renforcer les bras, les abdominaux, les fessiers sur une position de gainage.

Position : assis sur le côté, genoux ouverts. Une main est au sol, l'autre bras posé sur la jambe du dessus, paume de main vers le ciel. Le pied de la jambe de dessus est placé devant la cheville de l'autre jambe. Alignez le pied et la main qui sont placés au sol.

- Expirez : décollez le bassin en tendant les jambes ; simultanément, le bras du haut passe au-dessus de la tête.
- Inspirez : revenez en position initiale.
- Répétez 6 à 8 fois avec chaque jambe.

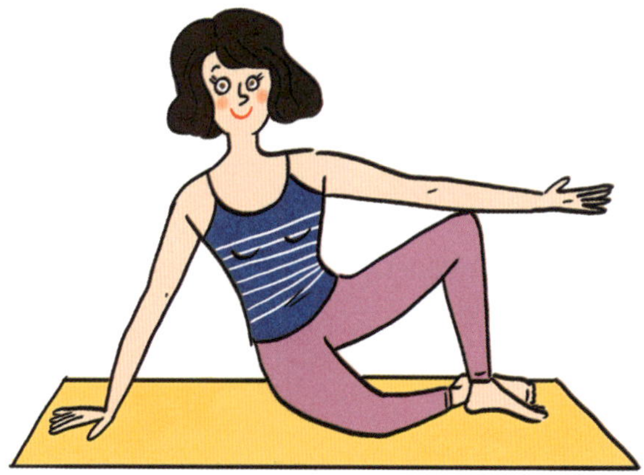

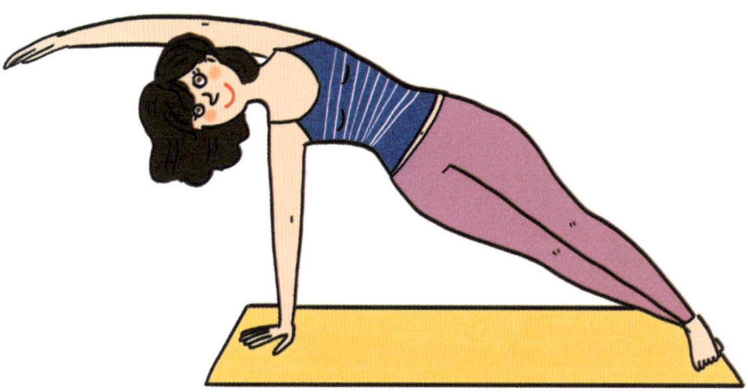

Points d'attention : repoussez le sol avec votre main. Imaginez-vous avec un mur devant et un mur derrière pour ne pas bouger.

The hundred (jambes fléchies)

Position : placez-vous en chaise renversée, bras le long du corps.

- Expirez : décollez bras, tête et haut du buste en respectant l'étirement de la colonne.
- Inspirez : maintenez la position.
- Puis en respirant calmement, effectuez des battements de bras. Commencez par 20 battements et revenez en position initiale. Augmentez progressivement le nombre de répétitions pour arriver à 100 (d'où le nom de l'exercice qui signifie la « centaine »).

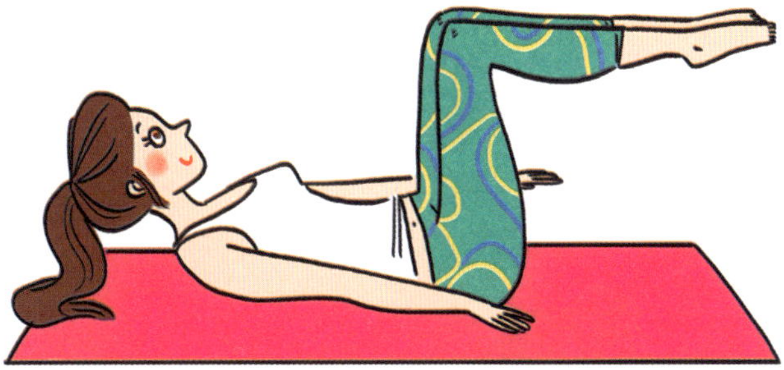

Points d'attention : nuque étirée, ventre rentré et petit creux lombaire respecté.

Adaptation : si vous ressentez une douleur au niveau cervical, faites les battements, mais gardez la tête au sol.

Push up

Objectifs : travail de gainage ; mobiliser et assouplir la colonne vertébrale ; renforcer les abdominaux, le dos et les bras.

Position : debout, bras le long du corps.

- Expirez : enroulez la tête puis la colonne vertèbre après vertèbre jusqu'à placer vos mains sur le sol.
- Inspirez : marchez avec les mains en avançant sur le tapis de façon à retrouver la position de planche, mains sous les épaules, corps aligné.
- Expirez : stabilisez la position.
- Inspirez : fléchissez les coudes le long du corps pour réaliser une pompe.
- Expirez : tendez les coudes.
- Inspirez : marchez avec les mains en arrière.
- Expirez : déroulez la colonne de bas en haut, vertèbre après vertèbre, pour revenir en position initiale.
- Inspirez : stabilisez la position neutre debout.

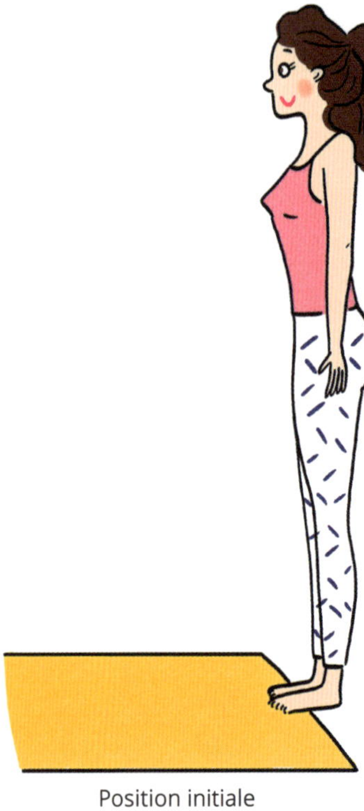

Position initiale

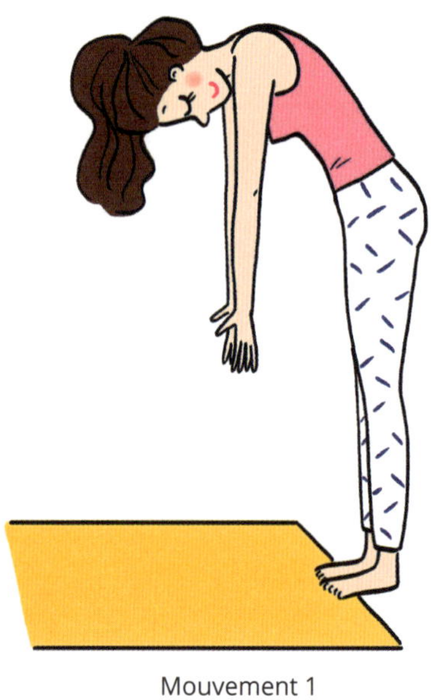

Mouvement 1

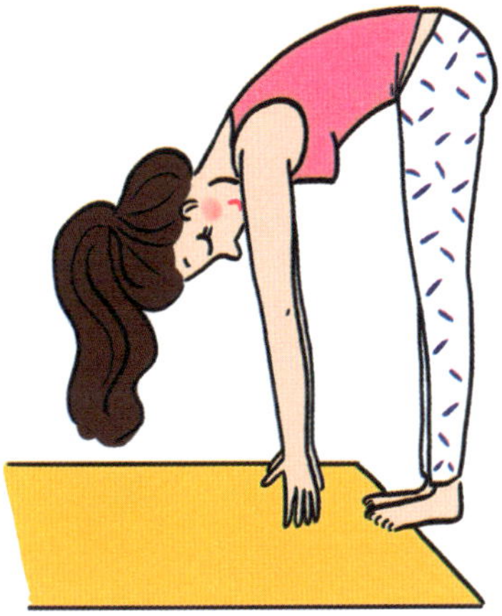

Mouvement 1 (suite)

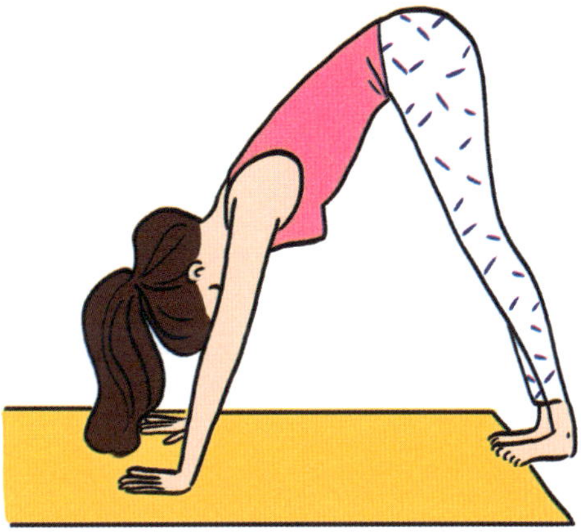

Mouvement 2

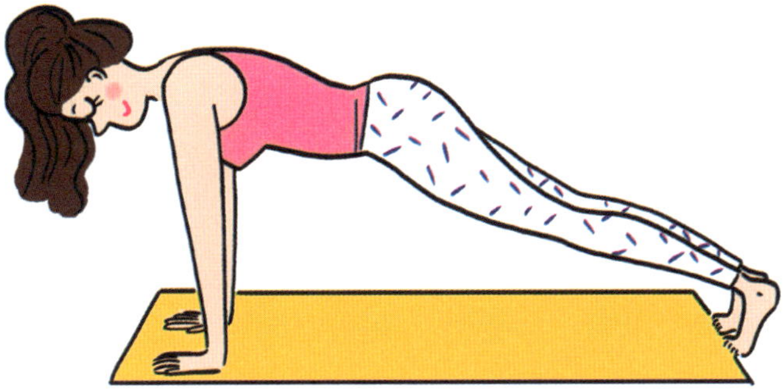

Mouvement 3

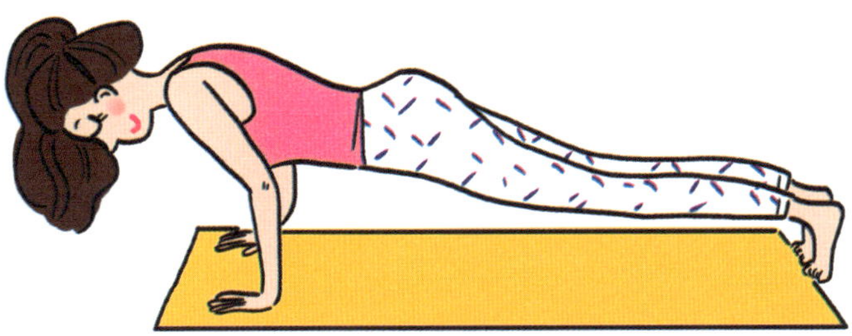

Mouvement 4

Points d'attention : sur l'enroulé et le déroulé, vérifiez bien que votre ventre est rentré. Prenez le temps d'aligner votre colonne en position de planche avant de réaliser la pompe.

Exemple de programme sur 4 semaines

Les jours sont donnés à titre d'exemple, vous pouvez choisir d'organiser votre semaine différemment selon vos jours préférés !

Semaine 1 – 1 exercice par jour pendant 5 jours

	Programme	Nombre de répétitions que j'ai réussi à faire	Remarques
Lundi	The hundred jambes fléchies		
Mardi	Swimming		
Mercredi	The side bend		
Jeudi	Push up		
Vendredi	The leg pull front		
Samedi	Repos		
Dimanche	Repos		

Semaine 2 – 2 exercices, 3 jours par semaine

	Programme	Nombre de répétitions que j'ai réussi à faire	Remarques
Lundi	The leg pull front Push up		
Mardi	Repos		
Mercredi	The side bend Swimming		
Jeudi	Repos		
Vendredi	Push up The hundred jambes fléchies		
Samedi	Repos		
Dimanche	Repos		

Semaine 3 – 3 exercices, 3 jours par semaine

	Programme	Nombre de répétitions que j'ai réussi à faire	Remarques
Lundi	The hundred jambes fléchies The side bend Push up		
Mardi	Repos		
Mercredi	The leg pull front Swimming The hundred jambes fléchies		
Jeudi	Repos		
Vendredi	Push up The leg pull front Swimming		
Samedi	Repos		
Dimanche	Repos		

Semaine 4 – 5 exercices, 3 jours par semaine

	Programme	Nombre de répétitions que j'ai réussi à faire
Lundi	The hundred jambes fléchies Push up The side bend Swimming The leg pull front	
Mardi	Repos	
Mercredi	The hundred jambes fléchies Push up The side bend Swimming The leg pull front	
Jeudi	Repos	
Vendredi	The hundred jambes fléchies Push up The side bend Swimming The leg pull front	
Samedi	Repos	
Dimanche	Repos	

Fatigue après la séance (de 1 à 5)	Présence de douleur ? À quel endroit ?	Remarques

Partie 6

Le Pilates pour ceux qui ont tendance à avoir mal au dos

Avant de commencer ce chapitre, il est indispensable de parler à un médecin ou/et à un kinésithérapeute de vos douleurs de dos pour savoir si vous pouvez réaliser les exercices suivants.

Nous retrouvons chez une majorité des personnes qui souffrent de lombalgie des raideurs et des faiblesses dans la musculature du dos entraînant une mauvaise posture au quotidien. Le Pilates est riche de mouvements permettant de soulager les douleurs lombaires mais surtout de prévenir leur apparition. Ce chapitre est un ensemble d'exercices proposant mobilisation, étirement et renforcement du dos. Allons voir cela de plus près !

The shoulder bridge (classique)

L'objectif de cet exercice est de mobiliser et d'assouplir la colonne vertébrale. Tout en renforçant les muscles de votre dos. Prenez bien le temps de réaliser le mouvement.

Position : allongé sur le dos, jambes au sol fléchies.

- Expirez : basculez puis décollez votre bassin en enroulant la colonne, vertèbre après vertèbre.
- Inspirez : stabilisez la position bassin en haut.
- Expirez : déroulez la colonne au sol, vertèbre après vertèbre, jusqu'à poser le bassin au sol.
- Inspirez : retrouvez la position neutre avec le petit creux lombaire.
- Répétez 10 à 15 fois.

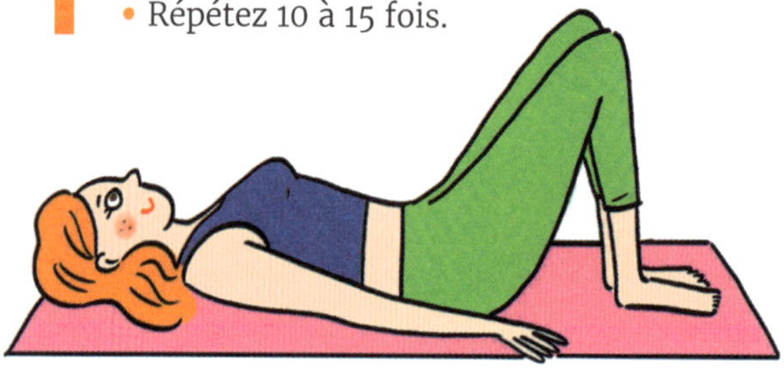

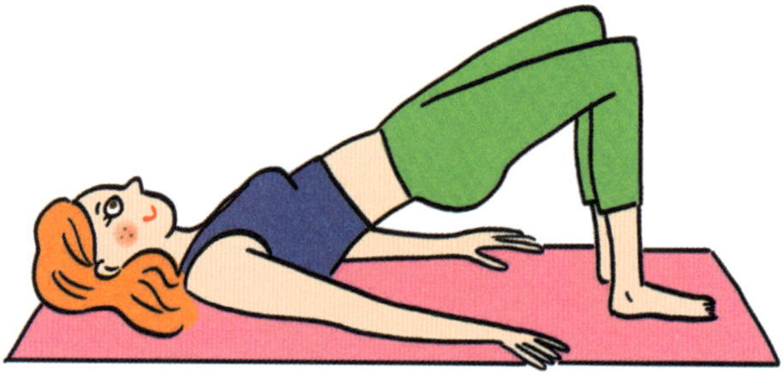

Points d'attention : les épaules restent basses. Le mouvement doit être lent, les vertèbres enroulées et déroulées une par une sur le sol comme un collier de perles, perle par perle. Venez reposer le bassin vers les talons pour allonger la colonne et retrouver le creux lombaire, avant de répéter le mouvement en basculant à nouveau le bassin.

Étirement des ischiojambiers

Objectif : assouplir les muscles à l'arrière de vos cuisses (les ischiojambiers). Lorsque ces muscles sont trop courts, ils tirent sur votre bassin et créent des douleurs dans le dos.

Position : allongé sur le dos, une jambe tendue au sol, une jambe à la verticale. Placez vos mains derrière la jambe verticale.

- Expirez : ramenez la jambe vers vous.
- Maintenez la position 20 à 30 secondes en respirant profondément.

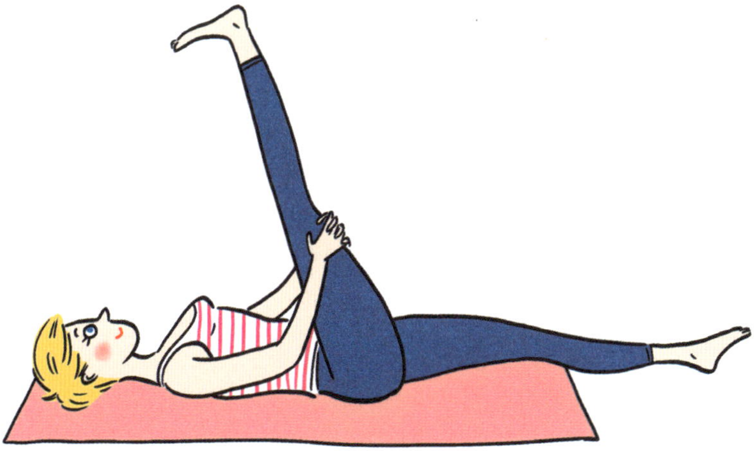

Relâchement du dos

Objectif : détendre les muscles du dos sur la respiration.

Position : allongé sur le dos, ramenez les jambes fléchies l'une après l'autre en gardant le petit creux lombaire. Les mains attrapent les genoux.

- Maintenez la position 20 à 30 secondes en respirant profondément.
- Réalisez ensuite 3 cercles dans un sens avec les genoux et 3 dans l'autre.

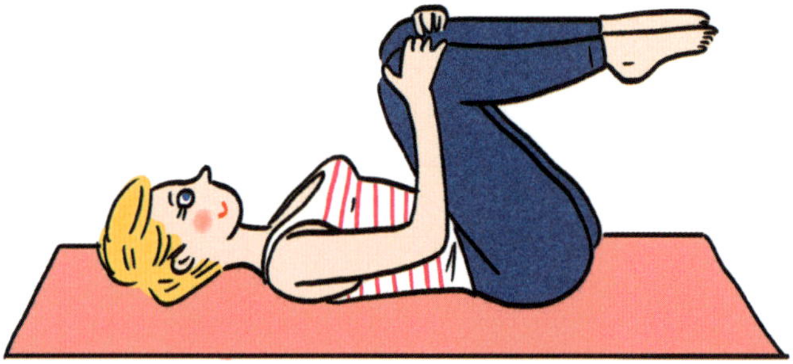

Points d'attention : ne pas trop ramener les genoux sur la poitrine pour ne pas écraser le dos sur le sol. L'exercice doit être réalisé en douceur.

Le chat

- À 4 pattes, mains en avant des épaules, alterner dos rond-dos creux pour mobiliser le bassin et assouplir la colonne.
- Répétez une dizaine de fois.

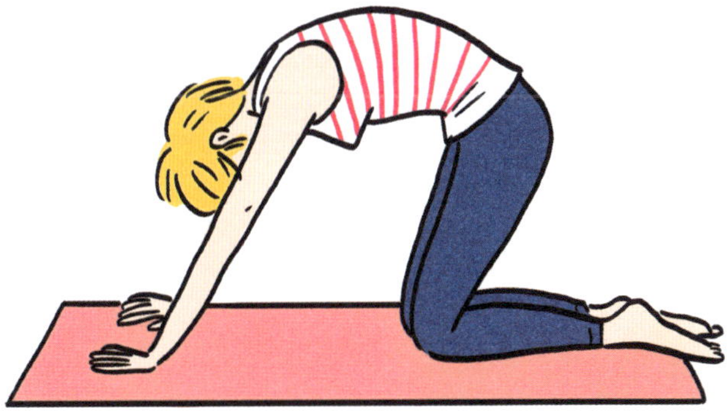

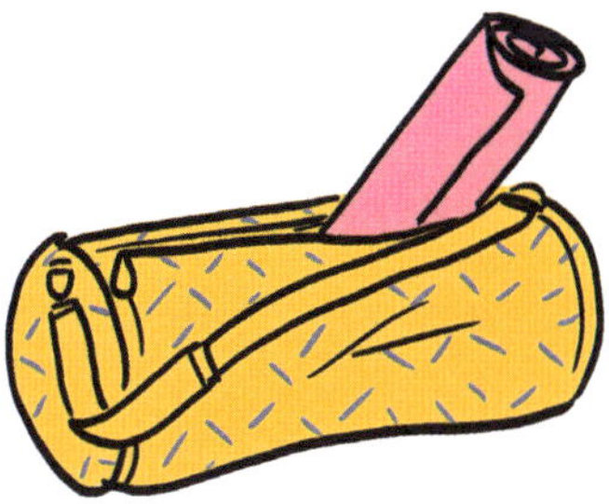

The swan dive (chandelier)

Position : allongé sur le ventre, front au sol et bras en chandelier.

- Expirez : décollez tête, haut du buste et bras.
- Inspirez : revenez en position initiale.
- Répétez 10 à 15 fois.

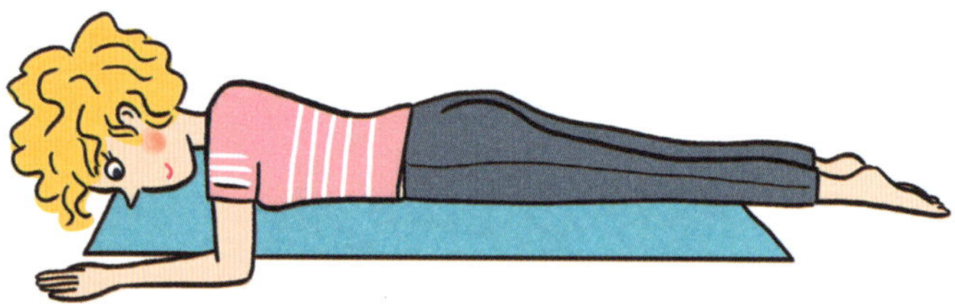

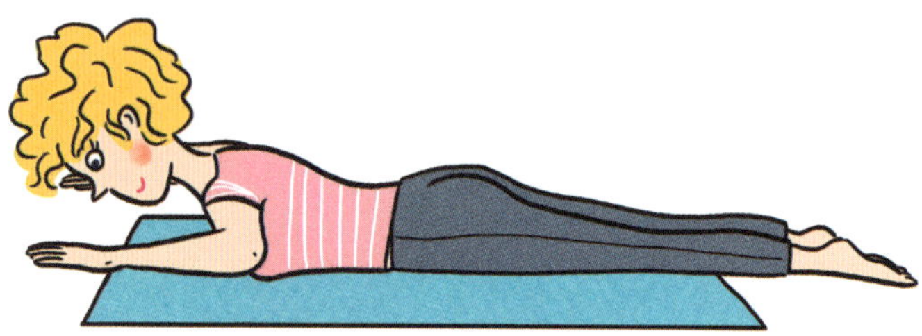

Points d'attention : la colonne cervicale est étirée, dans l'alignement. Les fessiers sont relâchés. Ne cherchez pas la hauteur du buste en poussant le ventre contre le sol. Avant tout mouvement, rentrez le ventre et maintenez la contraction. Imaginez qu'un filet d'air doit passer sous votre nombril.

Adaptation : réalisez le mouvement avec les bras le long du corps si vous avez des douleurs dans les épaules. Au contraire, si c'est trop facile, placez vos bras en V au-dessus de la tête.

Exemple de programme sur 4 semaines

Les jours sont donnés à titre d'exemple, vous pouvez choisir d'organiser votre semaine différemment selon vos jours préférés !

Semaine 1 – 1 exercice par jour pendant 5 jours

	Programme	Nombre de répétitions que j'ai réussi à faire	Remarques
Lundi	Le chat		
Mardi	The shoulder bridge classique		
Mercredi	Étirement des ischiojambiers		
Jeudi	Swimming à 4 pattes		
Vendredi	The swan dive chandelier		
Samedi	Repos		
Dimanche	Repos		

Semaine 2 – 2 exercices 3 jours par semaine

	Programme	Nombre de répétitions que j'ai réussi à faire	Remarques
Lundi	Le chat The swan dive chandelier		
Mardi	Repos		
Mercredi	The shoulder bridge classique Étirement des ischiojambiers		
Jeudi	Repos		
Vendredi	Swimming à 4 pattes Relâchement du dos		
Samedi	Repos		
Dimanche	Repos		

Semaine 3 – 3 exercices, 3 jours par semaine

	Programme	Nombre de répétitions que j'ai réussi à faire	Remarques
Lundi	Swimming à 4 pattes Le chat The swan dive chandelier		
Mardi	Repos		
Mercredi	Étirement des ischiojambiers The shoulder bridge classique Relâchement du dos		
Jeudi	Repos		
Vendredi	Swimming à 4 pattes The swan dive chandelier The shoulder bridge classique		
Samedi	Repos		
Dimanche	Repos		

Semaine 4 – 5 exercices, 3 jours par semaine

	Programme	Nombre de répétitions que j'ai réussi à faire
Lundi	The swan dive chandelier Swimming à 4 pattes Étirement des ischiojambiers The shoulder bridge classique Relâchement du dos	
Mardi	Repos	
Mercredi	The swan dive chandelier Swimming à 4 pattes Étirement des ischiojambiers The shoulder bridge classique Relâchement du dos	
Jeudi	Repos	
Vendredi	The swan dive chandelier Swimming à 4 pattes Étirement des ischiojambiers The shoulder bridge classique Relâchement du dos	
Samedi	Repos	
Dimanche	Repos	

Fatigue après la séance (de 1 à 5)	Présence de douleur ? À quel endroit ?	Remarques

Partie 7

Le Pilates pour ceux qui se sentent raides et fatigués

Vous vous sentez parfois vidé d'énergie ? Lorsque vous vous levez du lit, vous avez l'impression d'avoir vingt ans de plus et que vos articulations sont rouillées ? Ces exercices sont là pour vous rebooster ! Vous pouvez effectuer les mouvements suivants qui mobilisent votre corps en souplesse et vous redonnent l'énergie dont vous manquez.

The spine stretch

Position : assis, jambes allongées et pieds flex. Bras tendus parallèles au sol et mains face à face.

- Expirez : enroulez vers l'avant, vertèbre après vertèbre, la colonne cervicale, puis dorsale et enfin lombaire, en gardant le bassin stable et les bras parallèles au sol.
- Inspirez : déroulez la colonne, vertèbre après vertèbre, de bas en haut pour revenir en position initiale.
- Répétez 5 à 7 fois.

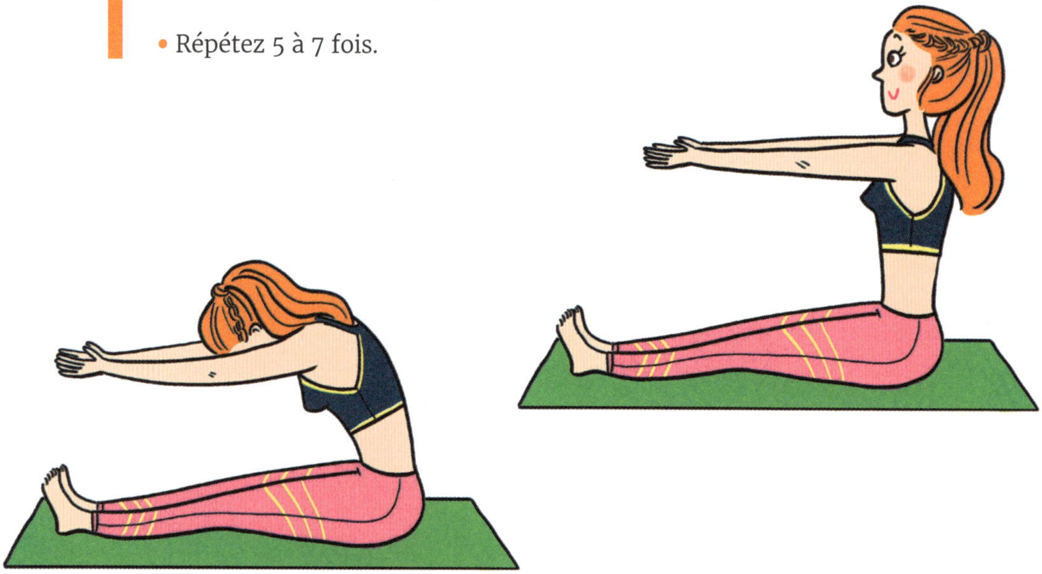

Points d'attention : vous devez maintenir les abdominaux contractés durant tout le mouvement, en creusant votre ventre. Ne cherchez pas à toucher vos pieds : c'est un allongement de la colonne et non un étirement des jambes. Votre bassin reste stable.

Adaptation : placez un coussin sous vos fesses et/ou fléchissez vos jambes si vous manquez de souplesse au niveau des ischiojambiers et si le neutre est difficile à tenir en position assise.

The spine twist

Position : assis, jambes allongées, pieds flex. Bras allongés à hauteur d'épaules, pouces vers le haut.

- Expirez : faites une rotation du buste en gardant le bassin stable.
- Inspirez : revenez en position initiale.
- Expirez : réalisez la rotation de l'autre côté.
- Inspirez : revenez en position initiale.
- Répétez 5 à 7 fois.

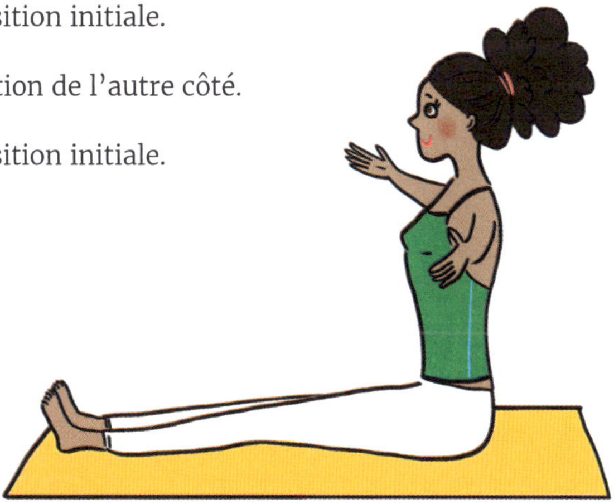

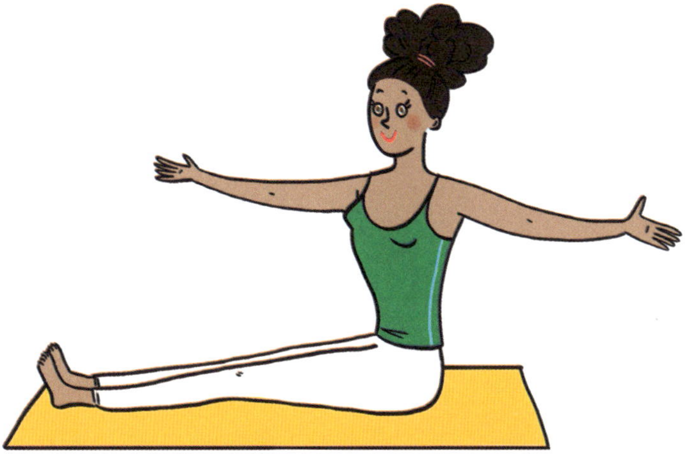

Points d'attention : le bassin et les omoplates sont stables. La tête est alignée avec le buste qui reste étiré et ne s'affaisse pas durant la rotation. Le ventre est rentré durant le mouvement fluide. Imaginez-vous comme un ventilateur sur pied qui souffle en rotation.

Adaptation : placez un coussin sous vos fesses et/ou fléchissez vos jambes si vous manquez de souplesse au niveau des ischiojambiers et que le neutre est difficile à tenir en position assise.

The rolling back ou rolling like a ball

Objectifs : tonifier les abdominaux. Relâcher le dos dans un mouvement ludique.

Position : assis en équilibre sur les fessiers, jambes fléchies et décollées du sol. Mains posées au niveau des mollets et colonne uniformément arrondie jusqu'à la tête.

- Inspirez : réalisez une roulade vers l'arrière en gardant la position initiale du dos et des jambes, sans toucher le sol de la tête.
- Expirez : revenez en position initiale.
- Réaliser une dizaine de fois le mouvement.

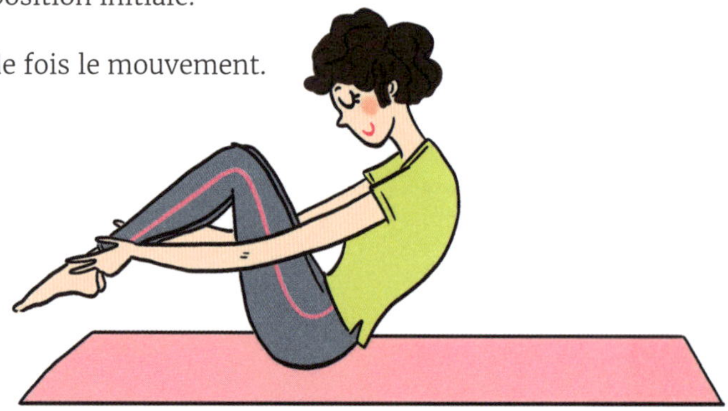

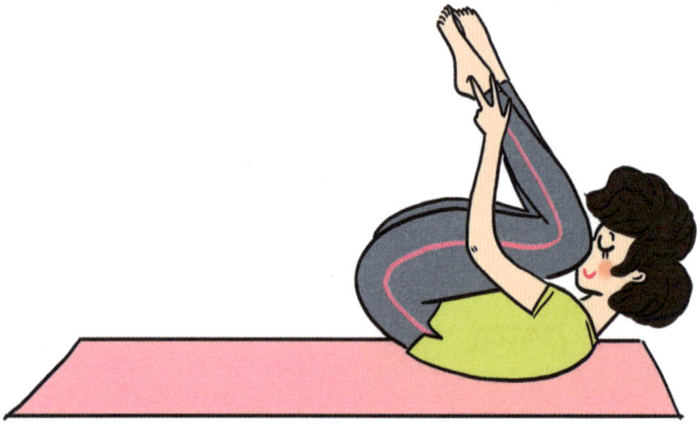

Points d'attention : la courbure de la colonne doit être uniforme. Ne poussez pas sur le ventre ou le périnée pour réaliser le mouvement, au contraire, engagez le centre avant la roulade. Ne tirez pas sur les jambes avec vos mains.

Attention : ne faites pas cet exercice si vous avez des douleurs dans le dos ou si vous devez donner un à-coup pour réaliser le mouvement.

The one leg circle (jambe au sol fléchie)

Objectif : mobiliser la hanche.

Position : allongé sur le dos. Une jambe au sol fléchie, l'autre tendue à la verticale.

- Effectuez 5 cercles de jambe vers l'intérieur, puis 5 cercles dans l'autre sens.
- Expirez sur la moitié du cercle, inspirez sur l'autre.
- Répétez 5 cercles dans chaque sens sur chaque jambe.

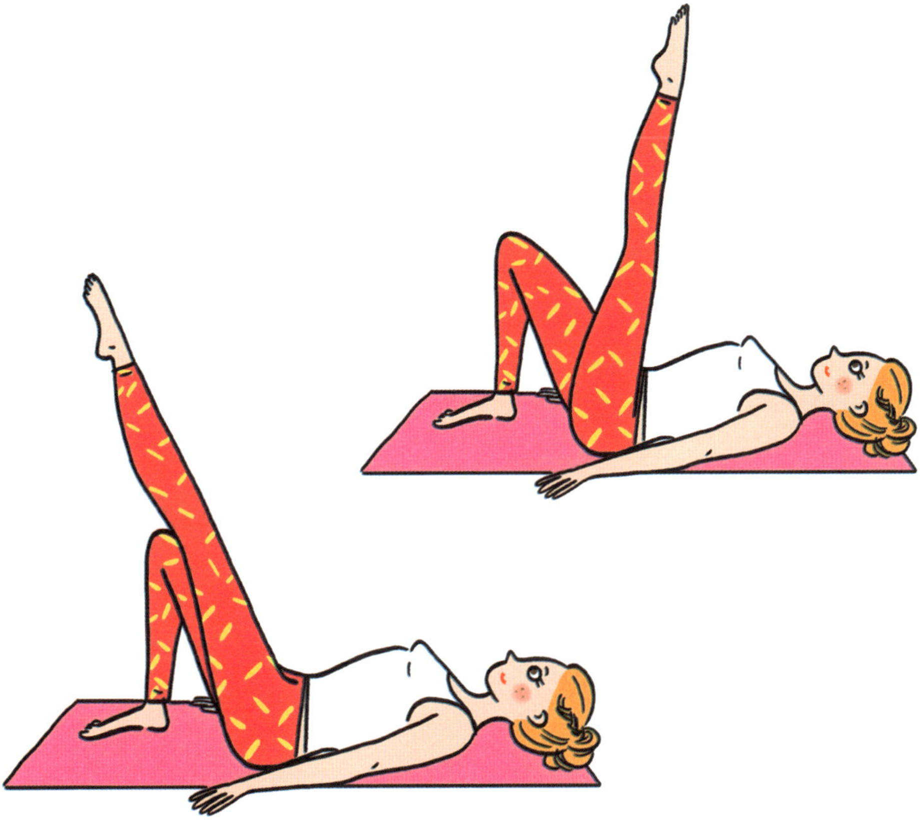

Points d'attention : le mouvement est lent et se situe dans la hanche. Le bassin doit être stable, la jambe au sol fixe.

Adaptation : fléchissez légèrement la jambe à la verticale si vous manquez de souplesse au niveau des ischiojambiers (à l'arrière de la cuisse).

Étirement global couché

Position : allongé sur le dos, bras au-dessus de la tête, mains jointes et pieds flex.

- Éloignez les mains et les talons pour étirer le dos et le ventre.
- Maintenez la position 20 à 30 secondes en respirant profondément, puis réalisez le même étirement pieds pointés.

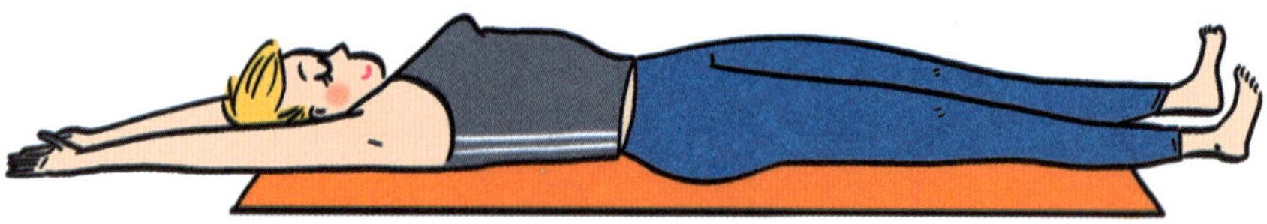

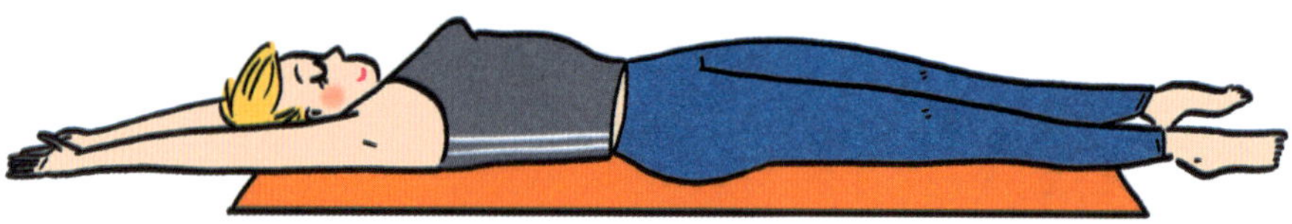

Exemple de programme sur 4 semaines

Les jours sont donnés à titre d'exemple, vous pouvez choisir d'organiser votre semaine différemment selon vos jours préférés !

Semaine 1 – 1 exercice par jour pendant 5 jours

	Programme	Nombre de répétitions que j'ai réussi à faire	Remarques
Lundi	Étirement global couché		
Mardi	The rolling back ou The rolling like a ball		
Mercredi	The spine stretch		
Jeudi	The spine twist		
Vendredi	The one leg circle jambe au sol fléchie		
Samedi	Repos		
Dimanche	Repos		

Semaine 2 – 2 exercices, 3 jours par semaine

	Programme	Nombre de répétitions que j'ai réussi à faire	Remarques
Lundi	The rolling back ou The rolling like a ball Étirement global couché		
Mardi	Repos		
Mercredi	The spine stretch The spine twist		
Jeudi	Repos		
Vendredi	The one leg circle jambe au sol fléchie Étirement global couché		
Samedi	Repos		
Dimanche	Repos		

Semaine 3 – 3 exercices, 3 jours par semaine

	Programme	Nombre de répétitions que j'ai réussi à faire	Remarques
Lundi	The spine twist The rolling back ou The rolling like a ball Étirement global couché		
Mardi	Repos		
Mercredi	The one leg circle jambe au sol fléchie Étirement global couché The spine stretch		
Jeudi	Repos		
Vendredi	The rolling back ou The rolling like a ball The spine stretch The spine twist		
Samedi	Repos		
Dimanche	Repos		

Semaine 4 – 5 exercices, 3 jours par semaine

	Programme	Nombre de répétitions que j'ai réussi à faire
Lundi	The rolling back ou The rolling like a ball The spine twist The spine stretch The one leg circle - jambe au sol fléchie Étirement global couché	
Mardi	Repos	
Mercredi	The rolling back ou The rolling like a ball The spine twist The spine stretch The one leg circle - jambe au sol fléchie Étirement global couché	
Jeudi	Repos	
Vendredi	The rolling back ou The rolling like a ball The spine twist The spine stretch The one leg circle - jambe au sol fléchie Étirement global couché	
Samedi	Repos	
Dimanche	Repos	

Fatigue après la séance (de 1 à 5)	Présence de douleur ? À quel endroit ?	Remarques

Exemple de programme sur 4 semaines sur l'ensemble des exercices du cahier

Les jours sont donnés à titre d'exemple, vous pouvez choisir d'organiser votre semaine différemment selon vos jours préférés !

Semaine 1 – 1 exercice par jour pendant 5 jours

	Programme	Nombre de répétitions que j'ai réussi à faire	Remarques
Lundi	The shoulder bridge classique		
Mardi	The single leg stretch tête posée au sol		
Mercredi	Swimming		
Jeudi	The single leg kick		
Vendredi	The spine twist		
Samedi	Repos		
Dimanche	Repos		

Semaine 2 - 2 exercices, 3 jours par semaine

	Programme	Nombre de répétitions que j'ai réussi à faire	Remarques
Lundi	The swan dive chandelier Swimming à 4 pattes		
Mardi	Repos		
Mercredi	The side bend The one leg circle jambe au sol fléchie		
Jeudi	Repos		
Vendredi	The hundred jambes tendues The spine stretch		
Samedi	Repos		
Dimanche	Repos		

Semaine 3 – 3 exercices, 3 jours par semaine

	Programme	Nombre de répétitions que j'ai réussi à faire	Remarques
Lundi	Le chat The leg pull front The rolling back ou The rolling like a ball		
Mardi	Repos		
Mercredi	The roll up jambes fléchies The side kick kneeling Étirement des ischiojambiers		
Jeudi	Repos		
Vendredi	The leg pull (back) The scissors jambes tendues Étirement global couché		
Samedi	Repos		
Dimanche	Repos		

Semaine 4 – 5 exercices, 3 jours par semaine

	Programme	Nombre de répétitions que j'ai réussi à faire
Lundi	The spine stretch The leg pull (back) Relâchement du dos The scissors - jambes fléchies The side kick - avec balancement de jambes	
Mardi	Repos	
Mercredi	Swimming à 4 pattes Le chat The side bend The single Leg kick The one leg circle - jambe au sol fléchie	
Jeudi	Repos	
Vendredi	The shoulder bridge - avec lever de jambes The hundred - jambes fléchies Étirement global couché The single leg stretch - tête posée au sol The side kick - avec balancement de jambes	
Samedi	Repos	
Dimanche	Repos	

Fatigue après la séance (de 1 à 5)	Présence de douleur ? À quel endroit ?	Remarques

Partie 8

La partie des Dix

DIX INFOS POUR ALLER PLUS LOIN

1. Vous souhaitez passer un cap, ou vous avez de l'appréhension pour pratiquer ? Inscrivez-vous dans un cours : l'instructeur corrigera vos postures pour un maximum d'efficacité.

2. Le terme « Pilates » n'est pas une marque déposée. La formation des instructeurs est donc pour l'instant inégale selon leur parcours : nombre de jours, type d'évaluation, niveau de pratique, connaissance en anatomie... les critères de diplôme différents. La Fédération des professionnels de la méthode Pilates (FPMP) a pour but de protéger et de développer la qualité de la discipline. Si vous avez des douleurs ou des problèmes de santé, vous pouvez vous adresser à un kinésithérapeute formé au Pilates. Celui-ci vous guidera dans les exercices selon votre pathologie.

3. Vous aimez investir dans du matériel ? Sachez que le Pilates se pratique également avec du petit matériel : élastiques, petit et gros ballons, bâton, « roller »... et même avec une chaise. Cela permet d'adapter ou d'approfondir les exercices et donne un côté ludique au Pilates sans empêcher de le pratiquer sérieusement. Cela permet ainsi de varier les séances.

4. Les cours sur tapis se nomment « Matwork ». Il existe également des cours sur appareil spécifique au Pilates : le Reformer et le Cadillac. Ils sont dotés de ressorts, de barres pour se suspendre, d'élastiques permettant de guider le mouvement des débutants ou d'aller plus loin dans les exercices de renforcement et de souplesse.

5. Le Pilates est une activité praticable pendant la grossesse. Les futures mamans devront s'adresser à des professionnels formés qui auront toutes les clefs pour adapter les séances à leur situation.

6. Le Rose Pilates, développé en France par Jocelyne Rolland, est une version de la méthode pour les femmes touchées par le cancer du sein. L'activité physique est conseillée pour lutter contre les effets secondaires des traitements médicaux et les récidives. Le Rose Pilates va aider la femme à se reconstruire en douceur. Agissant sur tout le corps, il permet de retrouver l'élégance et la fluidité des gestes et de faire le vide dans sa tête grâce à la concentration demandée.

7. Le Pilates participe à la prise de conscience et au renforcement du muscle périnée. Sa pratique est donc tout à fait adaptée aux jeunes mamans après leur rééducation périnéale.

8. Il existe des cours de « Pilates seniors », adaptés aux personnes ne pouvant se mettre au sol, par exemple. Pas d'excuse pour ne pas pratiquer !

9. Les « studios Pilates » sont des établissements spécialisés dans la discipline souvent équipés de nombreux matériels spécifiques.

10. Joseph Pilates disait : « Il faut 10 séances pour SENTIR la différence, 20 séances pour VOIR la différence et 30 séances pour un corps tout NEUF. » On sait maintenant ce qu'il nous reste à faire : à vos tapis !

DIX ACCESSOIRES POUR PRATIQUER LE PILATES

1. **Le gros ballon, ballon de Klein ou Swiss ball** : instable, ludique, c'est un bonheur de se détendre dessus, et un très bon partenaire d'entraînement.
2. **Le petit ballon ou ballon paille** : à coincer entre les jambes, ou tenir entre ses mains, il permet de complexifier les exercices de Pilates. Il est aussi une aide au relâchement en le plaçant sous le sacrum.
3. **Le roller, foam roller ou rouleau** : de consistance ferme, il est un très bon soutien pour le dos et permet un massage des zones à son contact.

Les trois surfaces instables

Les exercices sur ballon ou roller entraînent les propriocepteurs (les récepteurs situés au niveau des articulations et permettant de définir la position, la vitesse, l'amplitude de chaque mouvement, qui transmettent ces informations pour fournir une réponse adaptée à chaque situation) à s'activer pour maintenir l'équilibre du corps. Ainsi, les muscles profonds se contractent automatiquement pour maintenir l'alignement. De plus, les exercices allongés ou assis sur ce type de matériel contribuent à étirer et relâcher le dos.

4. **Les balles lestées** : leur utilisation permet d'augmenter le renforcement musculaire grâce à une plus grande résistance lors des exercices due à leur poids. À coincer derrière les genoux, à tenir dans les mains ou à faire rouler sous les pieds.
5. **L'élastique** : il apporte une résistance réglable selon l'enroulement de l'élastique et selon sa dureté (des couleurs nous indiquent en général le niveau de dureté). Au cours d'autres exercices, il aidera les muscles moteurs dans leur mouvement et apportera de la fluidité. Il est également une aide pour effectuer ses étirements. On l'accroche souvent au niveau des pieds et les extrémités dans les mains.
6. **Le cercle ou isotoner** : Joseph Pilates aurait eu l'idée de l'isotoner en retirant le cercle en acier d'un fût de cognac. Le placement du cercle à l'intérieur des jambes ou entre les mains permet de cibler le renforcement de muscles secondaires et facilite la conscience corporelle.
7. **Le bâton** : prenez un simple manche à balai et vous aurez un très bel accessoire pour pratiquer le Pilates. Il permet de développer les exercices en position debout, intéressants lorsqu'il est impossible de se mettre au sol (pour les seniors ou lorsqu'on souffre, par exemple).

8. **La chaise** : nous passons tous beaucoup de temps en position assise. Il est alors facile d'effectuer des mouvements Pilates sur une chaise dans notre journée et ainsi de renforcer les muscles et les réflexes pour une bonne posture quotidienne. La gymnastique sur chaise est également une bonne pratique pour les personnes ne pouvant se mettre au sol.

   Les deux prochains points ne sont pas des accessoires mais bien des appareils de Pilates : ressorts, barres pour se suspendre, élastiques, permettant de guider le mouvement des débutants ou d'aller plus loin dans les exercices de renforcement, de souplesse et de contrôle de Pilates.

9. **Le reformer** : véritable fondement du Pilates, il ajoute une résistance aux mouvements. Il permettait notamment à Joseph Pilates de proposer des exercices de gymnastique directement sur leur lit aux personnes en rééducation. Composé d'un chariot matelassé coulissant sur des rails, et d'un système de ressort, il est l'appareil Pilates le plus utilisé.

10. **Le Cadillac ou « table trapèze »** : doté de ressorts, trapèzes et barres de suspension, il ressemble à un lit à baldaquin. Il permet de s'adapter au niveau de chacun et d'exécuter des exercices d'étirement et de renforcement plus exigeants.

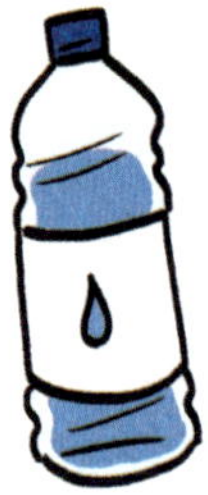

DIX SUPPORTS POUR TOUT SAVOIR ET PRATIQUER LE PILATES

1. Vous avez aimé la pratique du Pilates ? Plongez-vous dans ***Je me mets au Pilates pour les Nuls***, vous y trouverez les exercices originaux de la méthode et leur évolution, ainsi que des programmes progressifs de débutants à experts pour aller de plus en plus loin. Vous pourrez accéder à de multiples exercices adaptés aux besoins de chacun : mal de dos, manque de souplesse, femmes enceintes, personnes âgées, Rose Pilates…

2. Vous avez plutôt tendance à vouloir intellectualiser avant de pratiquer ? Le premier livre écrit par Joseph Pilates en 1934, ***Your Health***, est un exposé sur la forme physique et la santé selon l'auteur. Une bonne façon de s'approprier la philosophie du personnage.

3. ***Return to Life through Contrology***, deuxième livre écrit par Joseph Pilates en 1945, est un exposé de sa méthode appelée alors la « contrologie ». Vous y trouverez ses théories et ses principes ainsi que les 34 exercices originaux détaillés. Attention, les connaissances anatomiques ont évolué depuis, certains exercices sont donc modifiés dans la méthode contemporaine.

4. Si vous êtes intéressé par les connaissances anatomiques et les mécanismes biomécaniques mis en place lors des exercices Pilates, penchez-vous sur le livre ***Pilates, anatomie et mouvements*** d'Abby Ellsworth et visualisez les muscles sollicités dans vos séances.

5. ***Pilates, variations avec accessoires*** d'Anne-Flore Jaulneau est une mine d'idées d'adaptations des exercices avec du matériel.

6. Si vous préférez les vidéos aux mots, foncez vers les **DVD de cours LF' Pilates** par le groupe Leaderfit, niveau fondamental, intermédiaire ou avancé, vous trouverez votre bonheur selon votre niveau. Exercices et explications par un instructeur, vous progressez au fil des entraînements.

7. Dans la même collection, le **DVD LF' Pilates « Petit matériel »** reprend les exercices de la méthode Pilates à travers le petit matériel : ballon, isotoner, *foam roller*…

8. Enfin si vous êtes plutôt un accro du smartphone, il existe plusieurs applications dédiées au Pilates. **« Pilates anytime »** propose une version gratuite pendant 7 jours puis 18,99 euros par mois. Vous y trouverez plus de 2500 vidéos de cours de Pilates pour lesquels vous pourrez choisir le niveau de la séance, son thème, le professeur qui donne le cours, la durée ou encore les accessoires utilisés.

9. **« Go Pilates »** est une application gratuite sur laquelle vous choisissez votre posture selon la difficulté ou les objectifs recherchés (exercices d'échauffement, de coordination, de renforcement…). L'application propose également des séances avec une liste d'exercices à réaliser.

10. Si vous souhaitez plutôt être encadré dans votre pratique quotidienne, **« 5 minutes de Pilates »** vous permet d'accéder à une séance par jour, avec photos animées et explications. L'application coûte 8,99 euros.

Index des exercices

Notes

Notes

Notes

Notes

Notes

Notes

Notes

Notes

Notes

Notes

Notes

Notes

Notes

Notes

Notes